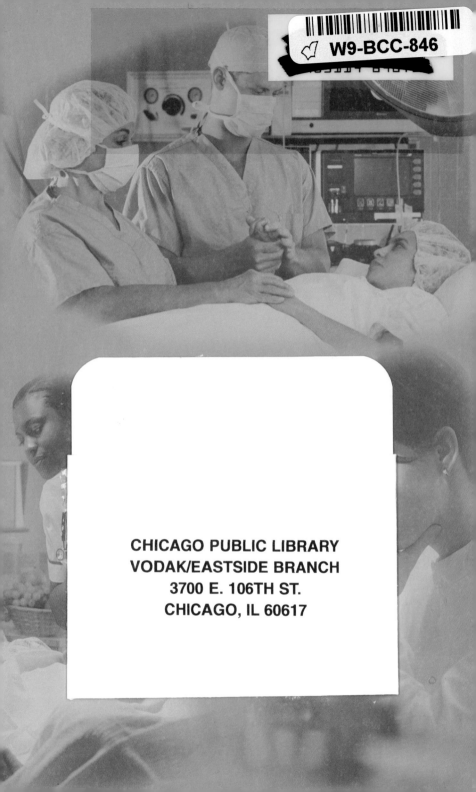

LA SANGRE
Y SUS ENFERMEDADES

Dra. LAURA DE MATÍAS

Advertencia:

Los consejos, tratamientos, e información que aparecen en este libro no deben en ningún caso sustituir a los de un médico. Ante cualquier problema relacionado con su salud, acuda a un profesional cualificado en busca de ayuda. Los editores, así como el autor, no aceptan ningún tipo de responsabilidad civil ni penal, así como cualquier tipo de reclamación presentada por persona o institución alguna, como resultado del uso o mal uso de este libro, que pudiera ocasionar daños y/o perjuicios.

Copyright © EDIMAT LIBROS, S. A.
C/ Primavera, 35
Polígono Industrial El Malvar
28500 Arganda del Rey
MADRID-ESPAÑA

ISBN: 84-9764-384-4
Depósito legal: M-13877-2003

Título: La sangre y sus enfermedades
Autor: Laura de Matías
Introducción: Benjamín Herreros Ruiz
Coordinador de la colección: Pedro Gargantilla Madera
Ilustraciones: David Lucas
Impreso en: COFÁS

IMPRESO EN ESPAÑA – *PRINTED IN SPAIN*

Licenciada en Medicina y Cirugía por la Universidad Autónoma de Madrid. Residente de Medicina Interna. Autora de múltiples artículos de investigación y ponencias internacionales relacionadas con su especialidad. Actualmente es miembro del Servicio de Medicina Interna del Hospital General de Segovia.

ÍNDICE

INTRODUCCIÓN

por Benjamín Herreros Ruiz Valdepeñas

ESTRUCTURA Y FUNCIÓN DE LA SANGRE

El sistema circulatorio

La sangre, el líquido que mantiene la vida (al ser el responsable de alimentar las células), se mueve a través del sistema circulatorio, que es una red de conductos situados por todo el cuerpo. Sus principales componentes son:

- Corazón: Es la bomba que impulsa la sangre a todos los órganos. Tiene cuatro cavidades, dos aurículas y dos ventrículos.
- Arterias: Llevan la sangre desde el corazón a los órganos. Como reciben el impulso del corazón, la sangre que transportan lleva mucha fuerza, por lo que si se rompen, sangran con intensidad.
- Venas: Recogen la sangre de los órganos (una vez que han alimentado a las células) y la llevan al corazón.
- Capilares: Comunican arterias y venas. Sirven para el intercambio de sustancias entre la sangre y las células del cuerpo.

La sangre está formada por el plasma y las células sanguíneas: eritrocitos o hematíes (glóbulos rojos), leucocitos (glóbulos blancos) y plaquetas.

Principal función de la sangre

La función de la sangre es llevar a todas las células del organismo los elementos indispensables para que dichas células puedan estar vivas y realizar sus funciones adecuadamente. Por tanto si se altera dicho transporte aparecen distintas enfermedades, bien por el déficit de elementos (si no llega glucosa a una célula se produce hipoglucemia o si no llega oxígeno insuficiencia respiratoria) o por su cúmulo (si existe demasiado colesterol se producirá hipercolesterolemia o si es el azúcar el que existe en exceso, diabetes mellitus). Los principales elementos que transporta la sangre son:

- Nutrientes: hidratos de carbono, lípidos y proteínas.
- Electrolitos: sodio, potasio, cloro, calcio, fósforo...
- Hormonas.
- Vitaminas.
- Anticuerpos.
- Gases: oxígeno y dióxido de carbono.

Otra función imprescindible es el transporte de aquellas sustancias nocivas o de los «desperdicios» del metabolismo celular, para que se puedan eliminar con la orina, respiración, sudor... Es el caso de la urea, algunos ácidos orgánicos, el dióxido de carbono, etcétera.

Componentes de la sangre

La sangre humana contiene un 78 por 100 de agua y un 22 por 100 de elementos sólidos.

Los principales componentes de la sangre son:

- El plasma, formado sobre todo por agua. Posee una alta densidad, ya que contiene muchas proteínas, electrolitos...
- Las células sanguíneas están contenidas en el plasma y son las siguientes:
  - Glóbulos rojos o eritrocitos: Llevan oxígeno desde los pulmones al resto del cuerpo.
  - Glóbulos blancos o leucocitos: Ayudan a combatir las infecciones (participan en el proceso inmunológico o de defensa). Los tipos de glóbulos blancos son, por orden de frecuencia:
    - Neutrófilos (granulocitos).
    - Linfocitos.
    - Monocitos.
    - Basófilos.
    - Eosinófilos.
  - Plaquetas o trombocitos: Contribuyen a controlar las hemorragias (intervienen en el proceso de coagulación).

Formación de las células sanguíneas

La producción y el desarrollo de nuevas células es un proceso denominado hematopoyesis. El 95 por 100 de las células sanguíneas se fabrican en la médula ósea, que es el material blando y esponjoso situado en el centro de los huesos. Otros órganos y sistemas ayudan a regular las células sanguíneas (su producción, diferenciación y destrucción), como es el caso de los nódulos linfáticos, el bazo o el hígado.

La «célula madre» o célula hematopoyética es la fase inicial de todas las células sanguíneas; las células sanguíneas inmaduras se denominan blastos. A medida que la célula madre madura, se desarrollarán las células sanguíneas maduras, glóbulos rojos, glóbulos blancos y plaquetas.

El análisis de sangre

Un análisis de sangre consiste en extraer una cantidad determinada de sangre (que depende de lo que queremos buscar) y analizarla, para poder saber la cantidad que hay en ella de algunos de los elementos ya comentados.

Los *principales parámetros que se pueden determinar en un análisis de sangre* los podemos ver en la tabla de la página siguiente.

La indicación de un análisis de sangre es muy amplia y variada, por los numerosos parámetros que podemos determinar (cada uno tiene una indicación distinta). Por ejemplo, ante la sospecha de diabetes se debe solicitar la glucosa, no el hierro. Sin embargo, ante la sospecha de anemia por falta de hierro resulta imprescindible solicitar dicho mineral.

En la tabla de la página 14 se recogen las *indicaciones más frecuentes de un análisis de sangre.*

Los análisis de sangre son realizados casi siempre por sofisticadas máquinas, con la supervisión de personal sanitario, especialmente cuando se encuentran los valores alterados. Aun así, hay algunos parámetros que todavía precisan de forma directa de la mano humana. La toma se puede realizar en un lugar apropiado para ello (consulta, clínica u hospital) pero en ocasiones se hace en el domicilio del paciente.

GRUPO DE PARÁMETROS	PRINCIPALES PARÁMETROS

Sistemático de sangre (incluye las células sanguíneas)	Serie roja (eritrocitos):
	    Hematíes
	    Hematocrito
	    Hemoglobina
	    Volúmenes
	
	Serie blanca (leucocitos):
	    Leucocitos totales
	    Neutrófilos
	    Linfocitos
	    Basófilos
	    Eosinófilos
	
	Plaquetas

Bioquímica (incluye los principales electrolitos, minerales y los principios inmediatos: hidratos de carbono, proteínas y lípidos)	Perfil básico:
	    Glucosa
	    Creatinina
	    Urea
	    Ácido úrico
	    Sodio
	    Potasio
	    Cloro
	    Calcio
	    Fósforo
	    LDH
	
	Perfil hepático:
	    GPT / ALT
	    GOT / AST
	    GGT
	    Bilirrubina
	    Fosfatasa alcalina
	
	Perfil lipídico:
	    Colesterol
	    Triglicéridos
	
	Ferrocinética:
	    Hierro
	    Ferritina
	    Transferrina
	
	Proteínas

Bioquímica
(incluye los principales electrolitos, minerales y los principios inmediatos: hidratos de carbono, proteínas y lípidos)
	Vitaminas:
	  Vitamina A
	  Complejo vitamínico B
	  Vitamina C
	  Vitamina D
	  Vitamina E
	  Vitamina K

Grupos sanguíneos (proteínas de la superficie de los eritrocitos que identifican la sangre)	Grupo AB Rh
Coagulación	Tiempo de hemorragia Actividad de protombrina INR APTT
Reactantes de fase aguda	Velocidad de sedimentación Glomerular (VSG) Proteína Creactiva (PCR)
Gasometría (principales gases de la sangre)	Venosa Arterial
Inmunología (se determinan las proteínas que interviene en el sistema inmunológico o de defensa)	Antígenos Anticuerpos
Hormonas (mediadores celulares que pueden ser del grupo de las proteínas o de los lípidos)	Hormonas del hipotálamo e hipófisis Hormonas tiroideas Hormonas gonadales Glándulas suprarrenales
Marcadores tumorales (de utilidad sobre todo en el seguimiento de algunos tumores)	CEA, PSA, enolasa neuronal, CA 199.

INDICACIÓN	EJEMPLO
A un adulto o a un niño con la periodicidad que su médico determine, con el fin de **chequear su estado de salud.**	Tal como hacen las empresas con sus empleados.
Ante la sospecha de **una enfermedad grave,** teniendo en cuenta que la urgencia o no de realizar el análisis y los parámetros que hay que analizar deben ser valorado por el médico.	Sospecha de infección importante, trastorno metabólico, enfermedad inmunológica, tumor...
Para realizar las revisiones que requiere una enfermedad o enfermedades.	Un diabético debe revisar periódicamente su nivel de glucosa en sangre, así como otros parámetros sanguíneos. Alguien con el colesterol alto, para saber si el control del colesterol es adecuado.

La tabla siguiente explica el *método que se sigue habitualmente para realizar un análisis de sangre.*

RECOMENDACIONES PREVIAS

Es bueno acudir acompañado.

En general se recomienda estar en ayunas las 8 horas previas, porque hay datos que se pueden modificar si se ha ingerido comida (los leucocitos, la glucosa, los triglicéridos...)

ANTES DE LA EXTRACCIÓN

Con una goma se comprime encima de la vena que se pinchará: al dificultar el retorno de la sangre al corazón la vena aumenta su tamaño y así es más sencilla su punción. En general se utilizan las venas situadas en la flexura del codo.

La persona que realizará la extracción usará guantes sanitarios y una aguja (con una jeringa o tubo de extracción).

Primero se limpiará la zona del pinchazo con un antiséptico y mediante palpación se localizará la vena, accediéndose a ella con la aguja.

DURANTE LA EXTRACCIÓN

Se suelta la cinta y cuando la sangre fluye por la aguja, el sanitario realiza una aspiración (mediante la jeringa o mediante la aplicación de un tubo con vacío).

Si se requieren varias muestras para diferentes tipos de análisis, se extraerá más o se aplicarán diferentes tubos de vacío.

TRAS LA EXTRACCIÓN

Al terminar la toma, se extrae la aguja y se presiona la zona con un algodón o similar para favorecer la coagulación.

Se flexionará el brazo, manteniendo la zona presionada con un esparadrapo durante media hora; si la punción es arterial se debe hacer durante más tiempo.

Por último hay que decir que si no es posible pinchar la vena situada en la región interna de un miembro superior, se suele pinchar en otras venas más pequeñas también de los miembros superiores. En caso de que la punción sea sobre una arteria (generalmente porque se quiere extraer una gasometría arterial), la prueba resulta más dolorosa, debido a que las arterias que se pinchan circulan más profundamente que las venas. Normalmente se pincha una arteria situada en la muñeca, cerca de la palma de la mano.

Funciones específicas de las células de la sangre

En este apartado vamos a centrarnos sólo en las funciones de las células de la sangre y no en el resto de los elementos que la componen, ya que si no sería demasiado extenso, además, el libro se centrará especialmente en las enfermedades que se producen en relación con dichas células.

El recuento completo de las células sanguíneas consiste en la medición del tamaño, número y madurez de las tres series de células sanguíneas en un determinado volumen de sangre.

Cuando se realiza un recuento sanguíneo completo se pueden encontrar múltiples anomalías: alteraciones en la producción o en la destrucción de las células sanguíneas, variaciones de la cantidad, tamaño o madurez normal de dichas células...

Debido a la complejidad del proceso de producción de sangre y a su importante función (imprescindible en el metabolismo de todas las células del organismo), hay muchas enfermedades que se pueden presentar o cursar con alteraciones en las células sanguíneas, como trastornos hemorrágicos, anemias, cánceres de la sangre o leucemias...

El siguiente esquema expresa los *valores de un sistemático de sangre* (número de células sanguíneas en un determinado volumen) normal.

PARÁMETRO	VALORES NORMALES
Número de hematíes	4 - 5,5 millones/ml
Hemoglobina	12 - 16 g/dl
Hematocrito	37-52 %
VCM	80 - 99 fl
HCM	27-32 pg
CMHC	32-36 g/dl
Plaquetas	135-450 miles/ml
VPM	9,6 fl
Número de Leucocitos	4,5-11 miles/ml
Neutrófilos	42 -75 %
Linfocitos	20.5 – 51.1 %
Eosinófilos	0-1 %
Monocitos	1.7 - 9.3 %

SERIE ROJA (GLÓBULOS ROJOS O ERITROCITOS)

La serie roja, glóbulos rojos o eritrocitos son las células más numerosas de la sangre. Su principal función es transportar el oxígeno de los pulmones a las células de todo el organismo y realizar el camino inverso: transportar el dióxido de carbónico desde las células a las pulmones (tras intercambiarlo por oxígeno).

El exceso de hematíes se denomina poliglobulia y su déficit anemia. La poliglobulia suele deberse a que nuestro organismo fabrica más hematíes para transportar el oxígeno, como es el caso de los fumadores o algunos enfermos pulmonares. Cuando no es para compensar la falta de oxígeno, el médico deberá estudiar la causa de la poliglobulia.

Hematíes

Los hematíes son el conjunto de glóbulos rojos totales que existen en una cantidad determinada de sangre. Su exceso traduce poliglobulia y su defecto anemia.

A continuación, se consigue el *número de hematíes* en función de la edad.

RECIÉN NACIDO	4 a 5 millones/ml
A LOS 3 MESES	3,2 a 4,8 millones/ml
AL AÑO DE EDAD	3,6 a 5 millones/ml
ENTRE LOS 3 Y 5 AÑOS	4 a 5,3 millones/ml
DE LOS 5 A LOS 15 AÑOS	4,2 a 5,2 millones/ml
HOMBRE ADULTO	4,5 a 5 millones/ml
MUJER ADULTA	4,2 a 5,2 millones/ml

Hematocrito

El hematocrito tiene un significado similar a los hematíes, ya que indica la proporción que ocupan los glóbulos rojos en la sangre (por eso su valor se da en porcentaje). Su exceso produce poliglobulia y su defecto anemia.

A continuación se especifican las *cifras normales de hematocrito* según la edad.

RECIÉN NACIDO	44 a 56 %
A LOS 3 MESES	32 a 44 %
AL AÑO DE EDAD	36 a 41 %
ENTRE LOS 3 Y 5 AÑOS	36 a 43 %
DE LOS 5 A LOS 15 AÑOS	37 a 45 %
HOMBRE ADULTO	40 a 54 %
MUJER ADULTA	37 a 47 %

Hemoglobina

La hemoglobina (Hgb) es una proteína importante de los glóbulos rojos, ya que es la encargada de llevar el oxígeno desde los pulmones a todas las partes de nuestro cuerpo y también es la responsable de transportar el dióxido de carbono para que sea expulsado por los pulmones. La anemia se define como el déficit de hemoglobina. Al igual que en los parámetros anteriores, su exceso produce poliglobulia y su defecto anemia.

A continuación, las *cifras normales de hemoglobina* según la edad.

RECIÉN NACIDO	13,5 a 19,5 gr/dl
A LOS 3 MESES	9,5 a 12,5 gr/dl
AL AÑO DE EDAD	11 a 13 gr/dl
ENTRE LOS 3 Y 5 AÑOS	12 a 14 gr/dl
DE LOS 5 A LOS 15 AÑOS	11,5 a 15 gr/dl
HOMBRE ADULTO	13 a 16 gr/dl
MUJER ADULTA	11,5 a 14,5 gr/dl

Volúmenes

Como ya se ha señalado, para comenzar el diagnóstico de la causa de una anemia, son las características de los hematíes, su tamaño o cantidad de hemoglobina los que sirven como primera guía.

Los más importantes son el volumen corpuscular medio (VCM), la concentración de hemoglobina corpuscular media (CHCM) y la hemoglobina corpuscular media (HCM).

El VCM (volumen corpuscular medio) es una forma de expresar el tamaño de los eritrocitos y el valor normal es de 80-100 fl (femtolitros por hematíe).

La HCM (hemoglobina corpuscular media) corresponde al contenido de la hemoglobina en cada eritrocito (Hemoglobina / número de hematíes). Su valor normal es de 26 a 32 picogramos.

La CHCM es la concentración de hemoglobina comparada con el hematocrito. En los adultos sus valores normales son de 32 a 36 por 100.

Si el VCM es bajo, la anemia se denomina microcítica (hematíes pequeños) y si está alto, macrocítica (hematíes grandes). Si la

HCM está disminuida, la anemia se denomina hipocroma. En cualquier caso, su interpretación corresponderá al médico.

SERIE BLANCA (LEUCOCITOS)

Los leucocitos o glóbulos blancos son un conjunto de células con numerosas funciones. En realidad son cinco tipos de células, cada una con funciones específicas, pero que en su conjunto contribuyen a una misma función: la respuesta a distintos agentes, propios o externos, que se traducirá en distintas reacciones (inflamación, reacciones inmunológicas complejas, alergia...).

La función principal de todas las que realizan los leucocitos es combatir las infecciones. Cada tipo de glóbulo blanco tiene su propio papel en el combate contra las infecciones, sean bacterianas, víricas, fúngicas (por hongos) o parasitarias. Ayudan a curar las heridas no solamente combatiendo la infección, también ingiriendo células muertas, restos de tejido o glóbulos rojos viejos. Protegen de los cuerpos extraños que entran en la sangre (como los alérgenos) y participan en la protección contra las células mutadas que pueden llegar a provocar un cáncer.

Leucocitos totales

Su elevación generalmente supone la respuesta ante un agente, normalmente un microorganismo (infección), pero puede ser también la respuesta a enfermedades no infecciosas de cualquier aparato: cólico nefrítico, infarto de miocardio, artritis no infecciosas...

Lo primero que se debe hacer, si no hay una causa aparente clara por la que los leucocitos estén altos, es repetir la determinación (como con casi todos los demás los parámetros del análisis). Si se confirma su elevación, deberá estudiarse a fondo, ya que hay enfermedades graves de la sangre, como las leucemias, que cursan con leucocitos elevados.

La falta de un número adecuado de leucocitos lleva a una alteración en la función que éstos realizan y su consecuencia principal es que se pueden facilitar ciertas infecciones o que éstas sean más graves.

En el cuadro siguiente se recogen los *distintos grupos de leucocitos*.

GRUPO DE LEUCOCITOS	VALOR ABSOLUTO	VALOR %
Neutrófilos	55 a 70 %	2.500 a 8.000 mil/mm3
Linfocitos	20 a 40 %	1.0 a 4.000 mil/mm3
Monocitos	2 a 8 %	100 a 700 mil/mm3
Eosinófilos	1 a 4 %	50 a 500 mil/mm3
Basófilos	0 a 1 %	25 a 100 mil/mm3

Neutrófilos

Los neutrófilos son los leucocitos más numerosos y tienen como función principal la defensa ante microorganismos como las bacterias o algunos virus. Participan de forma muy activa en las reacciones inflamatorias. Por todo esto, si los neutrófilos son insuficientes, se facilita la infección de determinados microorganismos.

Algunos tratamientos agresivos, como la quimioterapia que se usa en el cáncer, pueden provocar que los neutrófilos disminuyan. Pero ante una neutropenia (disminución de los neutrófilos), no debe cundir la alarma, ya que los neutrófilos deben disminuir en más de un tercio para que las infecciones graves aparezcan con mayor frecuencia.

Si lo que sucede es que los neutrófilos están aumentados, es casi seguro que nuestro organismo se estará defendiendo ante una infección, por lo que lo importante será diagnosticar y tratar adecuadamente tal infección.

Linfocitos

Los linfocitos son una parte imprescindible del sistema defensivo (inmunológico), a través de sus distintas estirpes, los linfocitos B y los linfocitos T.

Tanto los linfocitos B como los linfocitos T participan en la cadena que el sistema inmunológico inicia para defendernos de aquello que es reconocido como una amenaza. La defensa se hace reconociendo las partículas ajenas (antígenos), fabricando elementos de lucha o que la facilitan (anticuerpos, mediadores celulares como las interleuquinas...) o destruyendo directamente aquello que nos amenaza, generalmente un microorganismo.

Su elevación y su disminución suelen estar relacionadas con infecciones, normalmente víricas.

Basófilos

Son células que sirven también para la respuesta inmune, de menor importancia y número que los neutrófilos y los linfocitos.

Eosinófilos

La alergia es una reacción anormal ante determinadas partículas de la comida, las plantas o medicamentos. Estas peculiares células tienen una función clave en ella.

También se encuentran elevados en determinadas infecciones, como las que provocan los parásitos intestinales de países tropicales.

Su disminución no supone un problema a priori, como les sucede en ocasiones a las personas tratadas con corticoides.

PLAQUETAS O TROMBOCITOS

Las plaquetas tienen un tamaño mucho más pequeño que el resto de las células sanguíneas. Son células con una importante misión: formar el trombo inicial que tapa el sangrado, tanto en heridas internas como en externas. Realizan dicha función agrupándose para formar un tapón en el orificio del vaso sanguíneo roto y así poder detener la hemorragia.

Su disminución (en enfermedades del hígado avanzadas o con algunos medicamentos) puede tener graves consecuencias, desde que una herida tarde más en cicatrizar hasta llegarse a provocar un sangrado en situaciones inusuales.

Su exceso suele ser debido a una reacción ante un proceso infeccioso o de otro tipo. Si no es así, la trombocitosis (que así se llama el exceso de trombocitos o plaquetas) debe ser estudiada.

LA SANGRE
Y SUS ENFERMEDADES

LA HEMATOPOYESIS

Es el proceso mediante el cual se forman las células sanguíneas maduras a partir de células precursoras.

Este proceso tiene lugar en la médula ósea de huesos como el cráneo, las costillas, el esternón, la columna vertebral, la pelvis y el fémur.

Todas las células de la sangre se forman a partir de una célula madre primitiva que recibe el nombre de célula madre pluripotencial.

ERITROPOYESIS

Es el proceso de formación de células de la serie roja.

- Célula madre pluripotencial.
- Célula madre unipotencial.
- Proeritroblasto.
- Normoblasto precoz.
- Normoblasto intermedio.
- Normoblasto tardío.
- Reticulocito.
- Eritrocito.

El proceso de la eritropoyesis dura aproximadamente una semana. Está regulado por la eritropoyetina que es producida por el riñón y depende de la disponibilidad de hierro, vitamina B_{12}, ácido fólico y proteínas imprescindibles para la formación del eritrocito y la hemoglobina.

GRANULOPOYESIS

Es el proceso de formación de granulocitos.

Célula madre pluripotencial

Célula madre unipotencial

I
Mieloblasto

	I	
Promielocito neutrófilo	Promielocito eosinófilo	Promielocito basófilo

	I	
Mielocito neutrófilo	Mielocito eosinófilo	Mielocito basófilo

	I	
Metamielocito neutrófilo	Metamielocito eosinófilo	Metamielocito basófilo

	I	
Neutrófilo	Eosinófilo	Basófilo

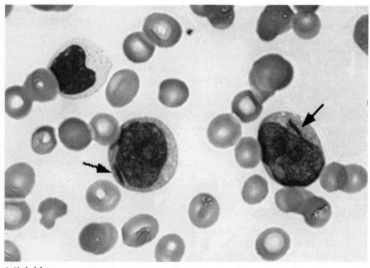

Mieloblastos.

MONOPOYESIS

Es el proceso de formación de monocitos.
La célula madre unipotencial es común con la de la granulocitosis (forman la unidad formadora de granulocito-monocito).

- Célula madre unipotencial.
- Monoblasto.
- Promonocito.
- Monocito.

LINFOPOYESIS

Proceso de formación de linfocitos:

- Célula madre pluripotencial.
- Célula madre unipotencial.
- Linfoblasto.
- Prolinfocito.
- Linfocito.

TROMBOPOYESIS

Formación de la serie plaquetaria:

- Célula madre pluripotencial.
- Célula madre unipotencial.
- Megacarioblasto.
- Megacariocito.
- Plaquetas.

Si se afecta la célula madre o célula precursora de la médula ósea, todas las células hijas estarán también alteradas. Dependiendo de cuál sea el defecto o problema en la formación de células sanguíneas hablaremos de: síndromes mielodisplásicos, aplasia de la médula ósea, síndromes mieloproliferativos, y leucemias.

CÉLULA MADRE

Mutación (Influyen: radiaciones, virus, fármacos...).

CÉLULAS HIJAS ANORMALES

Disminuye proliferación: Aplasia MO.

Alteración morfológica y funcional: SMD.
Aumento de proliferación: *SMP.*
Disminuye la maduración + Invasión medular: *leucemia.*

- *MO*= Médula ósea.
- *SMD*= Síndrome mielodisplásico.
- *SMP*= Síndrome mieloproliferativo.

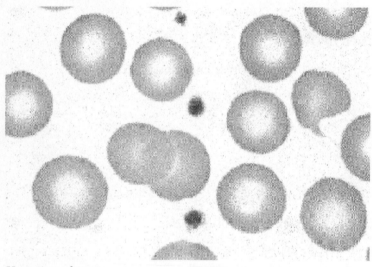

Hematíes y plaquetas.

Hematíes	Plaquetas
• *Aumento* en situaciones de bajo oxígeno, por estrés, por andrógenos, por tumores renales o hepáticos…	• *Aumento* en tumores, hemorragias, infecciones, inflamaciones, traumas, falta de hierro, falta de bazo…
• *Disminuyen* en anemias.	• *Disminuyen* en enfermedades que afecten a la médula ósea, infecciones, por fármacos…

Neutrófilos	Eosinófilos	Basófilos	Monocitos	Linfocitos
• *Aumento* en infecciones por fármacos, por tumores, por estrés, por traumatismos… (Neutrofilia).	• *Aumento* en alergias, alteraciones endocrinas, infecciones por parásitos, por picaduras…	• *Aumento* en síndromes mieloproliferativos, en alteraciones tiroideas.	• *Aumento* en infecciones, tumores de la sangre, enfermedades reumatológicas…	• *Aumento* en infecciones, por fármacos, en linfomas, en leucemia…
• *Disminuyen* en infecciones, en hiperesplenismo (bazo grande)… (Neutropenia).	• *Disminuyen* en fiebre tifoidea o brucelosis.	• *Disminuyen* en el hipertiroidismo, por tratamiento con heparina.	• *Disminuyen* en infecciones bacterianas, tratamiento con esteroides…	• *Disminuyen* por radiaciones, quimioterapia, inmunodeficiencia…

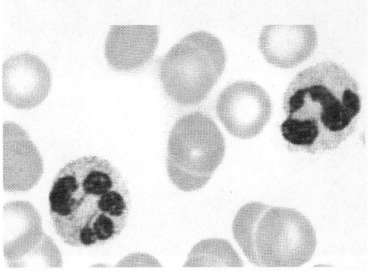

Neutrófilos.

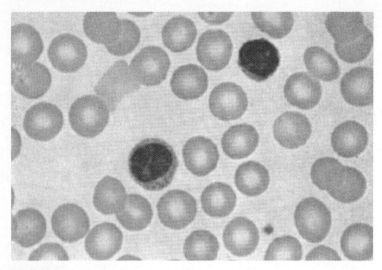

Linfocito.

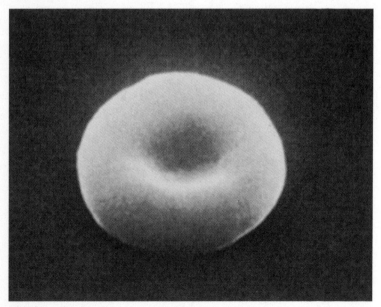

Hematíe visto al microscopio electrónico.

CÉLULAS DE LA SANGRE

Tipo de célula	Hematíe	Plaqueta
Tamaño	6,7-7,7 micras	1,5-3,5 micras
Número/litro	$3,9-6,5 \times 10^{12}$	$150-400 \times 10^9$
Desarrollo	5-7 días	4-5 días
Vida media	120 días	8-12 días

Tipo de célula	Neutrófilo	Eosinófilo
Tamaño	12-14 micras	12-17 micras
Número/litro	$2-7,5 \times 10^9$	$1,3-3,5 \times 10^9$
Desarrollo	6-9 días	6-9 días
Vida media	6 horas-días	8-12 días

Tipo de célula	Basófilo	Linfocito
Tamaño	14-16 micras	6-15 micras
Número/litro	$0-0,44 \times 10^9$	$0-0,1 \times 10^9$
Desarrollo	3-7 días	1-2 días
Vida media	¿?	¿?

Tipo de célula	Monocito
Tamaño	6-20 micras
Número/litro	0,2-0,8 x 10^9
Desarrollo	2-3 días
Vida media	Meses-años

RECUERDE

- La hematopoyesis es el proceso mediante el cual se forman las células sanguíneas maduras a partir de células precursoras.

- Tiene lugar en la médula ósea de los huesos.

- Se habla de granulopoyesis, linfopoyesis, monopoyesis, eritropoyesis y trombopoyesis dependiendo del tipo de célula que se forma.

SABÍA USTED QUE...

- Los capilares de las paredes de los alveolos pulmonares son 50 veces más finos que los cabellos humanos.

- Las arterias coronarias colaterales tienen una pared muy fina del orden de 20 a 200 micras.

- La arteria coronaria obstruida, responsable de más infartos es la descendente anterior (40-50 por 100), seguida de la arteria coronaria derecha (30-40 por 100), y en último lugar la arteria coronaria circunfleja (15-20 por 100).

SISTEMA CIRCULATORIO
E INMUNOLÓGICO

EL SISTEMA CIRCULATORIO

¿En qué consiste?

Regula el continuo movimiento de todos los líquidos del cuerpo, sus funciones principales son las de transportar el oxígeno y los nutrientes a los tejidos, y el transporte desde los tejidos de productos de deshecho y dióxido de carbono.

Participa también en la regulación de la temperatura corporal y permite el transporte de hormonas y células, como las del sistema inmune.

Componentes

Se divide en:

- Sistema vascular sanguíneo.
- Sistema linfático.

Sistema vascular sanguíneo

Comprende un circuito de vasos a través de los cuales fluye la sangre gracias al bombeo del corazón.

Distinguimos arterias, capilares y venas.

El sistema arterial proporciona una red de distribución que llega hasta los capilares, que es donde se produce el intercambio oxígeno-dióxido de carbono y los nutrientes-desechos entre los tejidos y la sangre.

El sistema venoso devuelve la sangre desde los capilares al corazón.

Sistema linfático

El sistema linfático no tiene un mecanismo de bombeo como el corazón.

Por el sistema linfático circula una sustancia llamada linfa. Los vasos linfáticos unen ganglios linfáticos entre sí. En los ganglios linfáticos la linfa es examinada para la comprobación de materiales extraños (antígenos), se activan las células del sistema inmune y anticuerpos.

Existen vasos linfáticos en todos los tejidos excepto en el sistema nervioso, los cartílagos, el hueso, la médula ósea, la placenta, la córnea y los dientes.

La linfa entra en el sistema venoso a través de un vaso situado a cada lado del cuerpo: el conducto torácico (izquierdo) y el conducto linfático derecho.

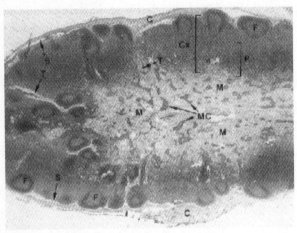

Ganglio linfático.

SISTEMA INMUNOLÓGICO

Todos los tejidos vivos están sometidos a la amenaza constante de invasión por agentes extraños y microorganismos productores de enfermedad (patógenos), por ejemplo, bacterias, hongos, protozoos, parásitos y virus que pueden entrar en el organismo a través de erosiones de la piel, aparato digestivo…

Existen tres líneas principales de defensa:

- Mecanismos defensivos de superficie.
- Defensas tisulares no específicas.
- Respuestas inmunes específicas.

Mecanismos defensivos de superficie

Se trata de la primera línea de defensa.

La piel es una barrera bastante impenetrable para la mayoría de los microorganismos a no ser que esté erosionada por abrasiones, heridas o quemaduras.

Los ojos y la boca están protegidos por las lágrimas y la saliva. El aparato respiratorio está protegido por una capa de moco.

El aparato digestivo, por los jugos ácidos del estómago.

Cuando falla este primer mecanismo de defensa, se ponen en marcha los otros tipos de defensa.

Defensas tisulares no específicas

El daño a los tejidos desencadena una respuesta llamada inflamación que pretende eliminar los tejidos muertos y los materiales extraños, reemplazar el tejido por una cicatriz y regenerar el tejido normal en algunos casos.

La inflamación aguda se caracteriza por dilatación de vasos sanguíneos, aumento de flujo sanguíneo y producción de un exudado inflamatorio rico en fibrina.

Los leucocitos neutrófilos y los monocitos migran a los tejidos dañados y eliminan los restos del tejido, el material extraño y los patógenos.

El tejido destruido es sustituido primero por tejido de granulación y, luego, por una cicatriz fibrosa.

Respuestas inmunes específicas

Su acción se basa en el reconocimiento de materiales exógenos como extraños para el cuerpo, denominándose antígenos a esas sustancias extrañas.

Algunos componentes normales del cuerpo pueden reconocerse erróneamente como extraños en las llamadas reacciones autoinmunes. El sistema inmune se activa para neutralizar o destruir los antígenos.

Los linfocitos tienen un papel fundamental en el sistema inmune. El sistema inmune se divide tradicionalmente en dos ramas: inmunidad humoral e inmunidad celular.

La inmunidad humoral depende de la producción de anticuerpos contra los antígenos, lo que depende a su vez de los linfocitos B.

Los linfocitos T forman la inmunidad celular ya que actúan directamente sobre las células anormales.

Linfocitos T

Distinguimos entre: linfocitos T helper, citotóxicos y supresores.

LINFOCITOS T HELPER

Ayudan a actuar a otros linfocitos a través de la secreción de unos mensajeros químicos llamados interleucinas. Activan linfocitos B, activan la inflamación…

LINFOCITOS T CITOTÓXICOS

Destruyen células malignas o infectadas por virus. Se activan por linfocitos T helper.

LINFOCITOS T SUPRESORES

Desactivan la respuesta inmune cuando desaparece el estímulo inicial.

Linfocitos B

Se caracterizan por la capacidad de sintetizar anticuerpos o inmunoglobulinas. Existen cinco tipos de inmunoglobulinas: A, D, E, M y G. Se llaman células plasmáticas a los linfocitos B capaces de crear cantidades grandes de anticuerpos.

RECUERDE

- El sistema circulatorio transporta nutrientes y oxígeno a los tejidos.

- En el sistema vascular sanguíneo existen arterias, venas y capilares.

- El movimiento de la sangre se produce gracias al corazón.

- El sistema linfático transporta la linfa.

- No existen vasos linfáticos en el sistema nervioso.

- El sistema inmunológico es el sistema de defensa del cuerpo.

SABÍA USTED QUE...

- La sangre fluye a gran velocidad, en 26 segundos recorre todo el cuerpo y «visita» cada una de sus partes.

- El primer cateterismo que se realizó, fue experimentado en su propio cuerpo por el Dr. Werner Forssman en 1929, cuando contaba con 25 años de edad, y que por estos hallazgos recibió el premio Nobel de Medicina en el año 1956.

LA ANEMIA

A partir de la célula más primitiva de la serie roja se forman los hematíes o glóbulos rojos; este proceso se produce gracias a la división de las dos partes principales de la célula: el núcleo y el citoplasma.

Para la división del núcleo y la formación del ADN, se necesitan vitamina B_{12} y ácido fólico. El precursor del hematíe, el hematíe «joven», se llama reticulocito.

El hematíe esta compuesto únicamente de citoplasma, que contiene hemoglobina para el transporte de oxígeno. La hemoglobina está compuesta de hierro, grupo hem y globina.

Si falta alguno de estos componentes, el tamaño (VCM = volumen corpuscular medio) de los hematíes o eritrocitos será

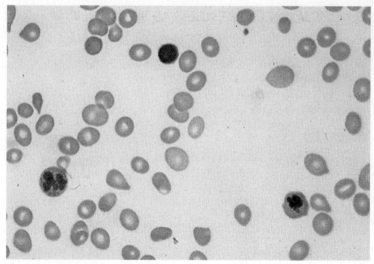

Anemia megaloblástica.

menor y en estos casos se habla de anemias microcíticas. Dentro de este grupo se incluyen las anemias por déficit de hierro, las talasemias y las anemias sideroblásticas.

Las anemias microcíticas se llaman también hipocromas por la falta de «color» que da la hemoglobina a los hematíes.

En las anemias macrocíticas el tamaño es mayor y se deben a déficit de vitamina B_{12} o ácido fólico que impiden la división del núcleo celular.

Si el tamaño o VCM es normal, se habla de anemia normocítica. Éste es el caso de las anemias asociadas a enfermedades crónicas o de la aplasia medular.

ANEMIA

	Mujeres	Hombres
Número de hematíes	*<4.000.000*	*<4.500.000*
Hemoglobina	*<12*	*<14*
Hematocrito	*<37*	*<40*

CLASIFICACIÓN DE LAS ANEMIAS SEGÚN EL VCM

VCM BAJO

- Anemia ferropénica (déficit de hierro).
- Talasemias (déficit de globinas).
- Anemia sideroblástica (déficit de hemoglobina).

VCM ALTO

- Por déficit de vitamina B12.
- Por déficit de ácido fólico.

VCM NORMAL

- Por aplasia medular.
- Por enfermedades crónicas.

Otra clasificación de las anemias, diferencia las anemias con o sin aumento de reticulocitos (regenerativas o no regenerativas).

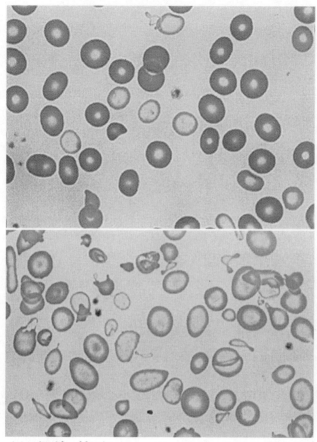

Anemia sideroblástica.

Las no regenerativas se deben a una alteración en la formación de los hematíes o bien por afectación de la médula ósea (aplasia medular) o bien por falta de los elementos necesarios para la formación de hematíes (déficit de hierro, vitaminas…).

VALORES NORMALES EN SANGRE

HEMATÍES

- Hombres: 4,7-6,1 x 106
- Mujeres: 4,2-5,4 x 106

HEMOGLOBINA

- Hombres: 14-18
- Mujeres: 12-16

HEMATOCRITO

- Hombres: 42-52
- Mujeres: 37-47

LEUCOCITOS

- 4,8-10 x 103
  Neutrófilos: 40-74 x 100
  Linfocitos: 19-48 x 100
  Monocitos: 3,4-9 x 100
  Eosinófilos: 0-7 x 100
  Basófilos: 0-1,5 x 100

PLAQUETAS

- 130-400 x 103

RETICULOCITOS

- 0,5-1,5 x 100

VALORES NORMALES EN SANGRE (VALORES MEDIOS) EN NIÑOS

VCM= Volumen corpuscular medio= Hematocrito / n.º de hematíes x 10

HCM= Hemoglobina corpuscular media= Hemoglobina / número de hematíes x 10

VCM

- Mujeres: 90 +/- 10
- Hombres: 90 +/- 10

HCM

- Mujeres: 30 +/- 2
- Hombres: 30 +/- 2

Edad	Hemoglobina	Hematocrito	VCM
0,5-1-5	12,5	37	77
2-4	12,5	38	79
5-7	13	39	81
8-10	13,5	40	83
11-12 niño	14,7	42,7	83
11-12 niña	14	42	83
13-14 niño	14,9	43,7	83
13-14 niña	14,5	42,8	86
15-18 niño	15,6	45	87
15-18 niña	14	42	90

PANCITOPENIA (DISMINUCIÓN DE LAS TRES SERIES DE CÉLULAS SANGUÍNEAS)

- Aplasia medular.
- Síndrome mielodisplásico.
- Déficit de vitamina B12.
- Déficit de ácido fólico.
- Hemoglobinuria paroxística nocturna.
- Invasión medular: leucemia, linfoma, metástasis.

	Causa	Anemia
Producción disminuida: **(arregenerativas)** Daño medular	Infiltración tumoral Agentes físicos/quími- cos/aplasia hereditaria	Mieloptísica Aplásica De Fanconi
Anormal maduración	Déficit B_{12} Déficit de hierro Uso del hierro Alteración del hem Alteración de las globinas	Anemia megaloblástica Ferropénica De enfermedades crónicas Sideroblástica Talasemia
Disminución de eritropoyetina (EPO)	Por enfermedad renal Por respuesta anómala a la EPO Por bajo requerimiento de oxígeno	Enfermedades renales Por enfermedades crónicas Por enfermedades endocrinas
Destrucción aumentada **o pérdidas:** **(regenerativas)** Hemolisis	Por alteración de la membrana Por alteración enzimática Por hemoglobiopatías	Esferocitosis, eliptocitosis Por déficit G6PD Células falciformes
Hemolisis	Por activación del sistema inmune Por activación del sistema de monocitos	Inmunohemolítica Por hiperesplenismo
Hemorragias		

RECUERDE

- El hematíe lleva la hemoglobina.

- La hemoglobina está formada por hierro, grupo hem y globina.

- La hemoglobina da color a los hematíes.

- Si falta alguno de los componentes para formar los hematíes disminuye el número y se habla de anemia.

- El VCM (volumen corpuscular medio) define el tamaño de los hematíes.

- Según el VCM se habla de anemias microcíticas, macrocíticas y normocíticas.

- La anemia producida por déficit de hierro es una anemia microcítica.

- La anemia por déficit de ácido fólico o de vitamina B12 es una anemia macrocítica.

SABÍA USTED QUE...

- El cuerpo humano contiene unos 50 trillones de células.

- Los descensos de la tensión arterial que suceden durante el sueño pueden inducir infartos de miocardio en personas con afectación de las arterias coronarias.

- Inmediatamente tras el despertar se produce un aumento de la tensión arterial que, en ocasiones, es la responsable de los infartos que ocurren en las primeras horas de la mañana.

APLASIA MEDULAR

¿QUÉ ES LA APLASIA MEDULAR?

La aplasia consiste en la disminución de los componentes de la médula ósea, lo que se traduce en una disminución en la producción de las tres series de células de la sangre (pancitopenia).

Se trata de una anemia no regenerativa en la que el número de reticulocitos estará disminuido (anemia no regenerativa).

Los síntomas que aparecen en la aplasia medular son debidos a la disminución de células de las tres series.

Éstos son: anemia (por déficit de hematíes), infecciones (por déficit de leucocitos) y hemorragias (por déficit de plaquetas).

¿CÓMO SE DIAGNOSTICA?

El *diagnóstico* se realiza mediante una biopsia de médula ósea, que demostrará la disminución de las tres series celulares.

CLASIFICACIÓN

La aplasia medular se divide, según la causa, en las siguientes clases:

CONGÉNITAS O HEREDITARIAS

- Déficit de las 3 series: Fanconi.
- Déficit de la serie roja: Blackfond-Diamond.
- Déficit de la serie blanca: Schwachman, o Kostmann.
- Déficit de la serie plaquetaria: Trombocitopenia amegacariocítica.

ADQUIRIDAS

- La mayoría son idiopáticas o de causa no determinada (50 por 100).
- Secundarias: causadas por fármacos, tóxicos, infecciones virales...

¿CUÁL ES SU TRATAMIENTO?

El *tratamiento* indicado en las aplasias severas es el trasplante de médula ósea. También se han empleado los corticoides y los citostáticos. Los andrógenos se han utilizado sólo en aplasias leves.

Criterios de gravedad
Plaquetas < 20.000 microlitro
Granulocitos <500/microlitro
Reciculocitos < 1 por 100
Médula con < 30 por 100 células hematopoyéticas

ANEMIA MIELOPTÍSICA

¿Qué es la anemia mieloptísica?

Se llama así a cualquier proceso de ocupación de la médula ósea. Se altera la estructura de la médula ósea y células inmaduras pasan a sangre.

Esto ocurre en los casos de infiltración tumoral de la médula, como es el caso de las leucemias, los linfomas, otros tumores...

ANEMIA DE FANCONI

¿Qué es la anemia de Fanconi?

Es una aplasia medular de presentación familiar.

¿Cómo se manifiesta?

Cursa con malformaciones congénitas como hiperpigmentación de la piel, malformaciones en los riñones, ausencia del hueso del radio en el antebrazo, cráneo pequeño y retraso mental.

Las primeras manifestaciones aparecen entre los 5 y los 10 años de edad.

Existe un variado espectro de incidencia familiar, existiendo casos de presentación como malformaciones sin aplasia familiar y viceversa.

¿Cómo se diagnostica?

De la misma manera que otras aplasias medulares no congénitas. Cursa con las mismas alteraciones analíticas. También por la clínica.

¿Cuál es su tratamiento?

El tratamiento con esteroides resulta más útil que en las aplasias adquiridas, especialmente en la recuperación de la eritropoyesis.

Sin embargo, no resulta tan útil en la recuperación de la trombopoyesis.

También resulta útil en la recuperación completa de la hematopoyesis. Los donantes más adecuados son los hermanos genéticamente compatibles.

El tratamiento de preparación para el trasplante incluye la radioterapia y la quimioterapia.

Se han conseguido resultados muy favorables empleando células del cordón umbilical de hermanos genéticamente compatibles.

APLASIA PURA DE CÉLULAS ROJAS (ERITROBLASTOPENIA SELECTIVA)

Se debe a una alteración en la célula madre de la serie roja. Existe por tanto una disminución de las células precursoras de la serie roja en la médula ósea.

Es característica la anemia con leucocitos y plaquetas normales.

Existe una forma congénita o anemia de Blackfan-Diamond, que se presenta en los primeros meses de vida y que asocia anomalías óseas como el dedo pulgar con tres falanges.

El tratamiento son los corticoides. Si éstos fallan, se recurre a quimioterapia o transplante de médula ósea.

La forma adquirida se manifiesta en el adulto y frecuentemente se asocia a la existencia de un tumor del timo llamado timoma, a síndromes linfoproliferativos o enfermedades autoinmunes.

El tratamiento son los corticoides y la quimioterapia. Puede resultar útil la extirpación del timoma en caso de que exista.

TROMBOCITOPENIAS AMEGACARIOCÍTICAS PURAS

Son enfermedades en las que existe una afectación aislada de las células madre de las plaquetas.

Se caracteriza por la ausencia de plaquetas en sangre, con el resto de series celulares normales.

La forma congénita se detecta al nacer y suele asociarse a la ausencia de los huesos del antebrazo (los radios).

No hay tratamientos completamente eficaces, sólo la transfusión de plaquetas.

Las formas no congénitas se asocian al uso de determinados medicamentos o enfermedades inmunológicas.

RECUERDE

- La aplasia medular es la disminución de los componentes de la médula ósea.

- Los síntomas de la aplasia medular son la anemia (por déficit de hematíes), las infecciones (por déficit de leucocitos), y las hemorragias (por déficit de plaquetas).

- El diagnóstico de aplasia se realiza mediante biopsia de la médula ósea.

- El tratamiento es el transplante de la médula ósea.

ANEMIA FERROPÉNICA

¿QUÉ ES LA ANEMIA FERROPÉNICA?

Es la anemia más frecuente. Se debe a un déficit de hierro, que puede deberse a una disminución del aporte (por malnutrición), a un déficit de absorción (intestinal), o a un aumento de las pérdidas (por sangrado a distintos niveles).

En las mujeres se da muy frecuentemente la anemia ferropénica por pérdidas menstruales o durante el embarazo-parto.

¿CUÁLES SON SUS SÍNTOMAS?

Los síntomas son: cansancio, palidez, intolerancia al ejercicio, fatiga, dolor de cabeza, palpitaciones…

El conjunto de estos síntomas se denomina síndrome anémico y éste es común a todas las anemias.

¿CÓMO SE DIAGNOSTICA?

Mediante un análisis de sangre.

Se trata de una anemia microcítica (VCM < 100) e hipocroma.

¿CUÁL ES SU TRATAMIENTO?

El tratamiento es el aporte de hierro. Existen múltiples preparados por vía oral en el mercado.

La vía intravenosa o intramuscular se reserva para los casos en que no pueda emplearse la vía oral.

Los principales efectos secundarios de los preparados de hierro son las molestias digestivas, por lo que se recomienda no tomarlos con las comidas.

La hemoglobina se normaliza en aproximadamente 2 meses aunque el tratamiento suele ser de 6 meses.

Requisitos diarios de hierro en la dieta

Varón adulto y mujer menopáusica	0,15 mg/kg	Total 15 mg/día
Mujer adulta fértil	0,3 mg/kg	Total 7-20 mg/día
Infante 1-2 meses	1,5 mg/kg	Total 6 mg/día
Niño 1-2 años	0,5-1 mg/kg	Total varía según la edad
Niño 2-10 años	0,4-1 mg/kg	Total varía según la edad

Hierro oral

Envase	Formulación	Cont. de hierro mg/L
Viales bebibles	Lactato ferroso	37,5
Grageas	Sulfato ferroso	105
Viales bebibles	Proteinsuccinilato de hierro	40
Cápsulas	Ascorbato ferroso	37,5
Grajeas	Fumarato ferroso	33
Cápsulas/gotas	Glutamato ferroso	30
Sobres	Ferricitrato de colina	112
Sobres	Proteína férrica natural	60
Grajeas	Sulfato ferroso con mucoproteosa	80

Hierro parenteral

Formulación	Vía de administrac.	Hierro por vial
Gluconato sódico-férrico	Intravenoso	62,5 mg/vial 40 mg/vial
Hierri dextrano	Intramuscualar o intravenoso	100 mg/vial
Hierro-Sorbitol-ácido con dextrina	Intramuscular	100 mg/vial

Diagnóstico de anemias microcíticas (VCM bajo <80)

Ferritina

Baja   Alta
  I   I
Ferropenia   Hierro y transferrina
                            I   I
                         Disminuidas   Transferrina normal
                            I   +
                            I   Hierro normal o alto
                            I   I
                         Enf. crónica   Anemia sideroblástica
                                              y Talasemia

Ferritina= depósitos de hierro en el cuerpo.
Transferrina= proteína para el transporte de hierro en sangre.

ANEMIA MICROCÍTICA E HIPOCROMA

- Anemia ferropénica.
- Anemia sideroblástica.
- Intoxicación por plomo.
- Anemia de procesos crónicos.
- Talasemias.
- Medicamentosa.
- Hemoglobinuria paroxística nocturna.

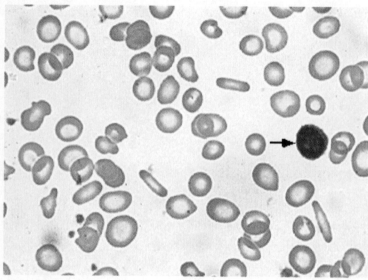

Anemia microcítica e hipocroma. La flecha marca un linfocito. De su tamaño deberían ser los hematíes.

RECUERDE

- La anemia ferropénica se debe a la falta de hierro.

- Es la anemia más frecuente.

- Es muy común en mujeres (por pérdidas de sangre menstruales o en el embarazo-parto).

- Es una anemia microcítica (VCM bajo) e hipocroma (poco color del hematíe por falta de hierro).

- El tratamiento es el aporte de hierro.

SABIA USTED QUE...

- La sangre se renueva cada 113 días.

- Se estima que en España más de la mitad de la población entre 35 y 64 años tiene niveles altos de colesterol.

ANEMIA MEGALOBLÁSTICA

¿QUÉ ES LA ANEMIA MEGALOBLÁSTICA?

Incluye anemia por déficit de vitamina B_{12} y por déficit de ácido fólico.

Son anemias macrocíticas (VCM > 100).

ANEMIA POR DÉFICIT DE VITAMINA B_{12}

Los alimentos de origen animal son ricos en vitamina B_{12}. En el organismo se almacena en el hígado en grandes cantidades, por lo que el déficit puede tardar varios años en producirse.

¿Cuáles son las causas de anemia por déficit de vitamina B_{12}?

Las causas de anemia por déficit de B_{12} son: la disminución del aporte (por dietas vegetarianas estrictas), la disminución de absorción (por alteración intestinal o infecciones o fármacos...), el incremento de las necesidades de B_{12} (como en el embarazo, en los tumores, en el hipertiroidismo...) y las alteraciones en la utilización (como por las anestesias).

La causa más frecuente de déficit de B_{12} es la anemia perniciosa que consiste en el déficit de un factor, llamado factor intrínseco, producido en el estómago y necesario para la absorción intestinal (en íleon) de la vitamina B_{12}.

Se debe a una alteración de las células del estómago que producen dicho factor (gastritis atrófica). Se considera que en los pacientes con esta alteración existe mayor predisposición a desarrollar cáncer de estomago. Es más frecuente en países nórdicos, en edades avanzadas y dentro de una misma familia.

¿Cómo se diagnostica?

La prueba diagnóstica de la anemia perniciosa se denomina test de Schilling y consiste en determinar la vitamina B 12 en orina tras un aporte intramuscular y oral de la misma.

¿Cuáles son sus síntomas?

Los síntomas por déficit de B_{12} son: el síndrome anémico, las alteraciones digestivas, y las alteraciones neurológicas como la demencia, la polineuropatía (por afectación de la síntesis de mielina, esencial para la conducción nerviosa) o la afectación de la médula espinal («Degeneración combinada de la médula ósea»).

¿Cuál es su tratamiento?

El *tratamiento* es el aporte de vitamina B_{12} (mediante inyecciones intramusculares).

ANEMIA POR DÉFICIT DE ÁCIDO FÓLICO

El ácido fólico existe en los alimentos cárnicos, las verduras, las legumbres, las levaduras y los frutos secos.

¿Cuáles son sus causas?

Las causas del déficit de ácido fólico son: la disminución del aporte (en la malnutrición o el alcoholismo), la disminución de la absorción, el aumento del consumo (en el embarazo, por ejemplo), las pérdidas (en diálisis o en enfermedades del hígado) o la inhibición de su efecto (por fármacos).

¿Cuáles son sus síntomas?

Los síntomas son los mismos que los del déficit de B_{12} excepto la alteración neurológica (el ácido fólico no se emplea en la síntesis de la mielina de los nervios).

¿Cómo se diagnostica?

El *diagnóstico* consiste en determinar los niveles de ácido fólico en sangre.

¿Cuál es su tratamiento?

El *tratamiento* consiste en el aporte de ácido fólico.

Diagnóstico de anemia macrocítica (VCM>100)

Frotis de sangre
Reticuloitos

I	I	I
Reticulocitos aumentados	Macrocitos ovalados	Macrocitos redondos
I	I	I
Hemolisis o sangrado	B_{12} y fólico	Func. del hígado alterada
	I	Enfermedades del tiroides
	Normal: mielodisplasia	
	Bajo: megaloblástica	

Frotis= extensión de sangre para su análisis al microscopio.
Macrocitos= hematíes más grandes de lo normal.

ANEMIA MACROCÍTICA

- Déficit de vitamina B12.
- Síndrome mielodisplásico.
- Enfermedad hepática.
- Alcoholismo.
- Hipotiroidismo.
- Infiltración de la médula ósea (mieloma...).
- Leucemia.

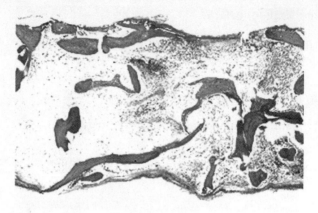

Médula ósea en la anemia aplásica.

ANEMIA NORMOCÍTICA

- Anemia de procesos crónicos.
- Déficit moderado de hierro.
- Anemia aplásica.
- Hemólisis.
- Leucemias.
- Mieloma.
- Linfoma.

Causas de déficit de vitamina B$_{12}$

APORTE INSUFICIENTE

- Vegetarianos estrictos.

MALA ABSORCIÓN

- *Gástrica*: cirugía gástrica, anemia perniciosa.
- *Intestinal*: anemia perniciosa, parásitos, cirugía, enfermedades pancreáticas.

UTILIZACIÓN DEFECTUOSA

- Congénito.

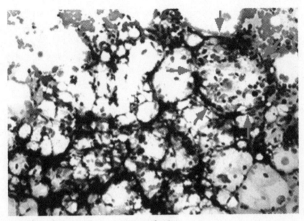

Médula ósea en la anemia aplásica.

	Vitamina B_{12}	Ácido fólico
Aporte de dieta	7-30 mg	2.000-6.000 mg
Alimentos	Productos animaes	Verduras, frutas, levadura
Requerimientos diarios	1-2 mg	50-200 mg
Depósito en el cuerpo	Para 2-4 años	Para 3 meses
Lugar de absorción	Íleon	Duodeno, yeyuno
Niveles en sangre	200-925 nanog/litro	5-20 microg/litro
Mecanismo de absoción	Por el factor intrínseco	Por conversión
Máxima absorción	2-3 microg/día	50-80 por 100 de la dieta

Vitamina	Alimentos	Defecto
B_1 (tiamina)	Arroz, carne de cerdo, frutos secos, judías, legumbres, levadura de cerveza	Beri-beri, retención de líquidos, falta de apetito, debilidad muscular, trastornos digestivos
B_2 (riboflavina)	Hígado, productos lácteos	Enrojecimiento de labios y ojos, sensación de quemadura en piel y ojos
B_{12} (cianocobalamina)	Hígado	Anemia perniciosa
Ácido fólico	Hígado, riñón, huevos, leches y levaduras	Anemia megaloblástica, alteraciones del crecimiento
A (antixeroftálmica)	Vegetales, yema de huevo, leche de vaca, zanahoria	Pérdida de agudeza visual, ceguera nocturna, acné, alteraciones del crecimiento y de los dientes en niños
D (colecalciferol)	Extracto de hígado, sardinas, productos lácteos y huevos. Rayos ultravioleta	Raquitismo, crecimiento defectuoso de huesos y dientes, caries, hormigueos en la piel
E (tocoferol)	Yema de huevo, aceites vegetales, cacahutes, vegetales frescos	Trastorno sexuales, esterilidad, distrofica muscular, anemia en el recién nacido
K (filokinona)	Alfalfa, trigo, cereales, verduras	Hemorragias
C (ácido ascórbico)	Cítricos y hortalizas	Escorbuto, hemorragias, encías sangrantes, trastornos digestivos, pérdida de piezas dentales

Nota: en exceso no causa ninguna dolencia

RECUERDE

- La anemia megaloblástica incluye la anemia por déficit de vitamina B12 y ácido fólico.

- Es una anemia macrocítica.

- El tratamiento es el aporte de vitamina B12 o de ácido fólico, según corresponda.

- En los vegetarianos estrictos es frecuente el déficit de vitamina B12.

- El hígado es un alimento rico en vitamina B12.

- En la leche o los huevos hay ácido fólico.

- El ácido fólico es útil durante el embarazo para prevenir malformaciones en el feto.

SABÍA USTED QUE...

- La aorta es la arteria más grande y la cava la vena más grande.

- El sistema circulatorio contiene unos 150.000 km de vasos sanguíneos.

- El corazón bombea unos 13.640 litros de sangre al día.

ANEMIAS HEMOLÍTICAS

¿QUÉ ES LA HEMÓLISIS?

Se llama hemólisis a la destrucción de hematíes.

Cuando la destrucción se produce a mayor velocidad que la síntesis en la médula ósea, aparece la anemia.

Se caracterizan por la presencia de anemia, ictericia (tinte amarillento de la piel por la liberación de bilirrubina al destruirse los hematíes) y bazo grande (donde habitualmente se destruyen los hematíes).

CLASIFICACIÓN

Se distinguen dos tipos de anemias hemolíticas:

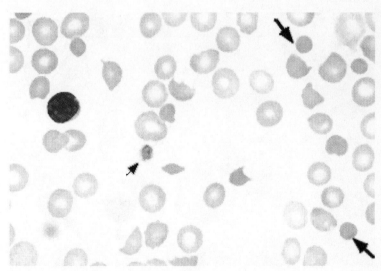

Anemia hemolítica (microangiopática).
Plaquetas (flecha de trazo fino) disminuidas en número por destrucción.
Microesferocitos (flecha de trazo grueso).

- Hereditarias.
- Adquiridas.

ANEMIAS HEMOLÍTICAS HEREDITARIAS

Por anomalías en la membrana o superficie del hematíe

- *Esferocitosis*: los hematíes adquieren una forma típica esférica.
- *Eliptocitosis*: forma de elipse.
- *Xerocitosis*: el hematíe se deshidrata.
- *Estomatocitosis*: es bastante poco frecuente; similar a la esferocitosis.
- *Hidrocitosis*.

Por anomalías en el interior del hematíe

Por alteraciones de *enzimas* que participan en las funciones del hematíe:

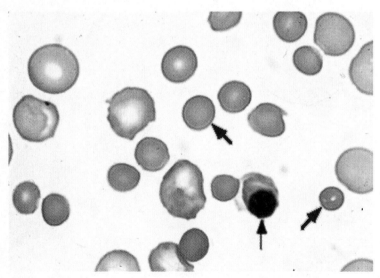

Anemia de células falciformes (flecha de trazo fino).
Hematíes en forma de diana (flecha de trazo grueso).

- Déficit de glucosa-6-fosfato deshidrogenasa.
- Déficit de piruvato kinasa.
- Déficit de pirimdín nucleotidasa adenosín deaminasa.

Por *defectos de la hemoglobina*:
- Por disminución de la producción:
  –Beta talasemia
  –Talasemia minor
  –Alfa talasemia

Por defectos en la *estructura* de la hemoglobina:
- Drepanocitosis o anemia de células falciformes.

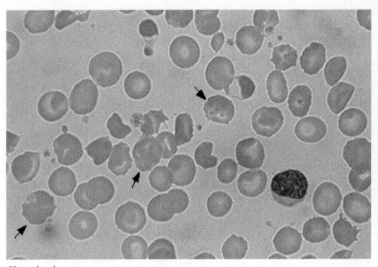

Xerocitosis.

ANEMIAS HEMOLÍTICAS ADQUIRIDAS

- Por hiperesplenismo o bazo grande.
- Hemólisis química: por fármacos o tóxicos.
- Por infecciones por parásitos.
- Por traumatismos de los hematíes: por ejemplo en deportistas, prótesis cardiacas...
- Por mecanismos inmunológicos.

ANEMIA DE CÉLULAS FALCIFORMES

¿Qué es la anemia de células falciformes?

Los hematíes tienen una morfología característica en forma de hoz (célula falciforme).

Estos hematíes atraviesan mal los pequeños vasos sanguíneos pudiendo producir colapso de la circulación. Esto se manifiesta en forma de «crisis vaso-oclusivas» que producen falta de riego a diversos órganos (infartos).

Se pueden producir infartos a nivel del riñón, con el consiguiente fracaso de la función renal.

Hay infartos óseos que pueden infectarse con facilidad.

Se producen infartos en el bazo y existe hipoesplenismo (disminución del bazo).

Son frecuentes las infecciones por determinados gérmenes (neumococo...).

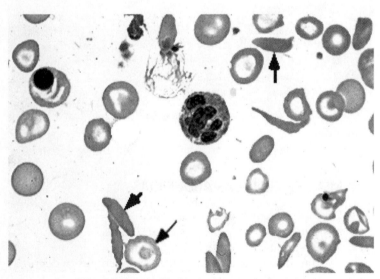

Anemia de células falciformes (flecha de trazo grueso).
Hematíes en forma de diana (flecha de trazo fino).

¿Cómo se diagnostica?

El *diagnóstico* se realiza a través de la clínica (crisis vasooclusivas dolorosas) y el análisis de la hemoglobina (es una hemoglobina anómala llamada hemoglobina S).

En una muestra de sangre pueden verse los hematíes con su peculiar morfología.

¿Cuál es su tratamiento?

El *tratamiento* consiste en el control del dolor por analgésicos, garantizar una buena hidratación y la prevención de infecciones mediante vacunas.

En ocasiones se ha empleado quimioterapia.

HEMOGLOBINA Y TALASEMIAS

Podemos distinguir en la hemoglobina de una persona entre:
- Hemoglobina fetal (HbF): formada por dos cadenas (globinas) alfa y dos gamma.
- Hemoglobina adulta: que a su vez se divide en hemoglobina A (dos cadenas alfa y dos beta y la hemoglobina adulta 2 (dos cadenas alfa y dos delta). Son las hemoglobinas HbA y HbA2.

¿Qué son las talasemias?

Son trastornos hereditarios muy frecuentes en las zonas mediterráneas, continente africano, Medio Oriente, India y el Sudeste asiático.

En ellas, está afectada la síntesis de las cadenas de globinas que forman la hemoglobina. Se distingue entra alfa y beta talasemias según qué globinas se afecten (alfa o beta).

Son anemias microcíticas e hipocromas.

En nuestro país las más frecuentes suelen ser las betatalasemias.

Se diagnostican fácilmente mediante un análisis de sangre y un estudio de la hemoglobina.

Beta talasemia

Se reconocen tres tipos de beta-talasemia según la gravedad y la forma genética.

Talasemia mayor

¿QUÉ ES LA TALASEMIA MAYOR?

Hay una disminución de la hemoglobina A1, con el consiguiente aumento de la hemoglobina F y de la A2.

¿CUÁLES SON SUS SÍNTOMAS?

Los niños están normales en el momento del nacimiento dado que la Hb F está intacta. En los primeros meses de vida aparece alteración del crecimiento, aumento del tamaño de hígado y bazo y tinción amarillenta de la piel.

Se produce como respuesta a la anemia una exagerada estimulación de la médula ósea, lo que se manifiesta en malformaciones en los huesos. Se afecta fundamentalmente el cráneo, apareciendo una cara con prominente barbilla y un cráneo en cepillo.

También se afecta la columna y las extremidades. Son frecuentes las infecciones las fracturas y las enfermedades del corazón.

Si no se tratan adecuadamente, la mayoría mueren en su juventud por infecciones o trombosis.

¿CÓMO SE DIAGNOSTICA?

El diagnóstico se realiza con un análisis de sangre. Es una anemia con baja hemoglobina (3-6) y VCM y HCM bajos.

El estudio de la hemoglobina demuestra que la mayor parte de la hemoglobina es hemoglobina F.

Las radiografías permiten apreciar las deformidades óseas.

¿CUÁL ES SU TRATAMIENTO?

El tratamiento es no curativo. Consiste en transfusiones y fármacos que capten el exceso de hierro que se produce para evitar depósitos en los tejidos.

Una posibilidad de tratamiento es el transplante de médula ósea.

Beta talasemia menor

No presentan prácticamente anemia ni síntomas.
Es la variante más frecuente de las beta talasemias.
Son anemias microcíticas con un número normal de hematíes.
Su hallazgo es casual en un análisis de rutina.
No precisan tratamiento.

Beta talasemia intermedia

Es la forma más leve.

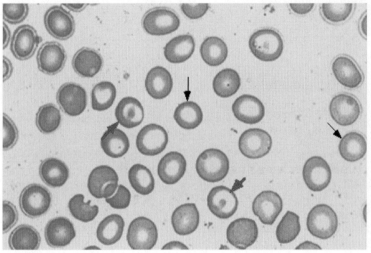

Beta talasemia.

	Hemoglobina	VCM	HCM	Hemoglobina
Beta talasemia	11,2 +/- 1	64,7 +/- 4,4	20,3 +/- 2,2	Aumenta A2 F normal o aumentada
Alfa talasemia	12,7 +/- 1,1	72,2 +/- 3,3	23,2 +/-1,3	A2 y F normal
Normal	13,7 +/- 1,3	88,7 +/- 10	28,8 +/- 2,9	A2 y F normal

Alfa talasemias

Son variantes raras en nuestro país.

Hay una disminución de cadenas alfa y se forman hemoglobinas con cuatro cadenas gamma o cuatro cadenas beta.

Hemoglobina A

- Dos alfa.
- Dos beta.

Hemoglobina A2

- Dos alfa.
- Dos delta.

Hemoglobina fetal (F)

- Dos alfa.
- Dos gamma.

¿Cuáles son los síntomas de la hemólisis?

- Síndrome anémico: palidez, cansancio, fatiga, debilidad, mareo...
- Tinción amarillenta de la piel (por la bilirrubina).
- Orinas oscuras (por la bilirrubina).
- Bazo grande.

Complicaciones de la hemólisis crónica

- Alteraciones en el desarrollo de los huesos.
- Déficit de ácido fólico.
- Infecciones.
- Cálculos biliares de bilirrubina.
- Trombosis.
- Úlceras en las piernas.
- Fallo renal.
- Depósitos de hierro en los tejidos.

RECUERDE

- La hemólisis es la destrucción de los hematíes.

- Las anemias hemolíticas pueden ser congénitas o no (adquiridas).

- La talasemia se debe a un defecto en la producción de la hemoglobina.

- La anemia de células falciformes se debe a una anomalía en la hemoglobina. Es más frecuente en individuos de raza negra.

- Los síntomas de la hemólisis son: la anemia, la tinción amarilla de la piel, las orinas oscuras y el bazo grande.

SÍNDROMES MIELODISPLÁSICOS

¿QUÉ SON LOS SÍNDROMES MIELODISPLÁSICOS?

Se producen como consecuencia de alteraciones (mutaciones) en la célula madre pluripotencial de la serie blanca.

El nombre de displasia se debe a las anomalías morfológicas de los precursores de la médula ósea.

En un análisis de sangre se observa disminución de las tres series celulares (pancitopenia).

Son procesos que predominan en personas de edad avanzada.

En un elevado porcentaje de casos (90 por 100), la causa es desconocida.

En el 10 por 100 restante, existen enfermedades o factores asociados como las radiaciones, el SIDA, diversos fármacos...

¿CUÁLES SON SUS SÍNTOMAS?

Las características de esta enfermedad son: la anemia progresiva, la leucopenia (disminución de leucocitos) que produce una mayor incidencia de infecciones, y la trombopenia (disminución de plaquetas), que produce alteraciones en la curación en las heridas.

Puede evolucionar con el tiempo a leucemia aguda.

¿CÓMO SE DIAGNOSTICA?

Debe sospecharse que existe una anemia sideroblástica en caso de anemias que no responden a los tratamientos habituales.

Este tipo de anemia se suele acompañar de un aumento de hierro en sangre y de la proteína transportadora de hierro (transferrina).

En un *análisis de sangre* nos encontraríamos con: anemia normocítica o macrocítica, leucopenia y alteraciones en la morfología de los hematíes, y trombopenia con plaquetas anómalas (más pequeñas = micromegacariocitos).

En la médula ósea encontramos alteraciones celulares hasta en un 50 por 100 de casos.

¿CUÁL ES SU PRONÓSTICO?

El *pronóstico* dependerá de la variedad de síndrome mielodisplásico según su clasificación (FAB).

Clasificación (FAB)

- Anemia refractaria simple (ARS).
- Anemia refractaria con sideroblastos en anillo (ARSA).
- Anemia refractaria con exceso de blastos (AREB).
- Anemia refractaria con exceso de blastos en transformación (AREBt).
- Leucemia mielomonocítica crónica (LMMC).

Pronósticos según la variedad (FAB)

Las variedades ARS y ARSA tienen una supervivencia media de 30 a 60 meses. La AREB de 12 a 15 meses, la LMMC menor de 12 meses, y la de peor pronóstico es la AREBt.

¿CUÁL ES EL TRATAMIENTO?

No existe *tratamiento* curativo, salvo el trasplante de médula ósea. Como habitualmente se trata de personas de edad avanzada no está indicado el trasplante en esta situación.

LOS TRATAMIENTOS ALTERNATIVOS SON

- Transfusiones +/- desferroxiamina.
- Vitamina B6, útil en algunos casos.
- Andrógenos o corticoides.
- Otros.

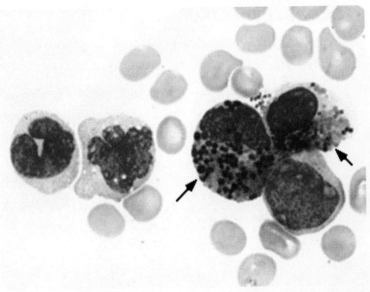

Leucemia mielomonocítica aguda.

RECUERDE

- Los síndromes mielodisplásicos se producen por mutaciones de la célula madre de la serie blanca.

- Son procesos más frecuentes en la edad avanzada.

- No existe tratamiento curativo, sólo el transplante de médula.

SABÍA USTED QUE...

- Si vive 70 años el corazón está en reposo durante 40 años.

- El corazón late más de 30 millones de veces al año.

SÍNDROMES MIELOPROLIFERATIVOS CRÓNICOS

¿QUÉ SON LOS SÍNDROMES MIELOPROLIFERATIVOS?

Debido a la proliferación de la célula madre pluripotencial aumentan las tres series hematopoyéticas.

Dependiendo de la serie predominante se habla de: policitemia vera (serie roja), Leucemia mieloide crónica (serie blanca), o trombocitemia esencial (serie plaquetaria).

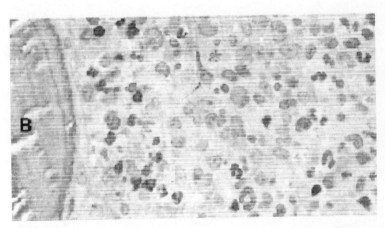

Leucemia mieloide crónica.

POLICITEMIA VERA

Pertenece a los síndromes mieloproliferativos.

Se produce como consecuencia de una mayor sensibilidad de la médula ósea a la estimulación (mediante eritropoyetina) para la formación de las células de la serie roja. Es más frecuente en varones de edad media y la causa es desconocida.

¿Cuáles son sus síntomas?

En los síntomas se pueden distinguir dos fases: la fase proliferativa y la fase de metamorfosis.

FASE PROLIFERATIVA

Hay un incremento importante del número de hematíes lo que se manifiesta por una mayor viscosidad de la sangre. Los síntomas son los mareos, zumbido de oídos, cara roja...

En general son pacientes que tienen hipertensión arterial y que pueden presentar complicaciones hemorrágicas. En sangre aumenta el número de hematíes mientras que en la médula ósea aumentan las tres series celulares, con predominio de la serie roja.

FASE DE METAMORFOSIS

Se va disminuyendo progresivamente la proliferación celular y, con el tiempo, la médula ósea se va sustituyendo por tejido fibroso y pierde la capacidad de formación celular. Con el tiempo puede incluso aparecer anemia. La policitemia vera puede evolucionar (en un 2 o un 4 por 100 de casos) a una leucemia aguda.

¿Cómo se diagnostica?

El diagnóstico puede realizarse con un análisis de sangre.

Hay que descartar otras causas de aumento del número de hematíes (policitemia o poliglobulia). La supervivencia sin tratamiento puede ser de un año. Con tratamiento puede ser de hasta 10 años. El único tratamiento definitivo es el trasplante de médula ósea.

¿Cuál es su tratamiento?

El *tratamiento* (no curativo) consiste en la realización de sangrías, que son extracciones periódicas de sangre (500 cc o más) para eliminar el exceso de hematíes y aliviar los síntomas.

Si no se puede realizar trasplante de médula y existen muchos síntomas, se emplea quimioterapia.

Criterios diaqnósticos de la policitemia vera (necesario A1+A2+A3 ó A1+A2+ tres B):

- A1: Aumento de la masa de hematíes: >36 ml/Kg en varones y >32 ml/Kg en mujeres.
- A2: saturación de oxígeno en sangre arterial mayor o igual a 92 por 100.
- A3: bazo agrandado.
- B1: Plaquetas> 400.000/mm3.
- B2: Leucocitos >12.000/mm3 (sin fiebre ni infecciones).
- B3: fosfatasa alcalina leucocitaria >100
- B4: vitamina B12 > 900

POLIGLOBULIA

- Hematocrito mayor de 55 en mujeres o mayor de 60 en hombres.
- Aumento del número de hematíes.

Masa de hematíes:
- Normal.
- Aumentada.

Si la masa de hematíes está aumentada, se necesitará ver los niveles de eritropoyetina:
- *Normal*: policitemia vera.
- *Aumentada*: poliglobulia secundaria.

Poliglobulias secundarias

- Aumento fisiológico de la eritropoyetina:
  - –Por altitud elevada.
  - –Por tabaco o alteración de la hemoglobina.
  - –Por enfermedades cardiovasculares.
  - –Por enfermedades pulmonares.
- Aumento inapropiado de eritropoyetina:
  - –Por tumores: renal (hipernefroma), hepático…
  - –Por enfermedades renales (poliquistosis).
  - –Por uso de andrógenos (hormonas masculinas).

TROMBOCITEMIA ESENCIAL O TROMBOCITOSIS ESENCIAL

¿Qué es la trombocitemia esencial?

Pertenece a los llamados síndromes mieloproliferativos crónicos. En este caso predominan las células de la serie plaquetaria.

El número de *plaquetas en sangre* sobrepasa el millón por milímetro cúbico.

¿Cuáles son sus síntomas?

Los síntomas son las hemorragias y las trombosis.

Es frecuente el dolor quemante en manos, pies y dedos por la afectación por oclusión de los pequeños vasos sanguíneos de estas localizaciones.

Rara vez evoluciona a leucemia.

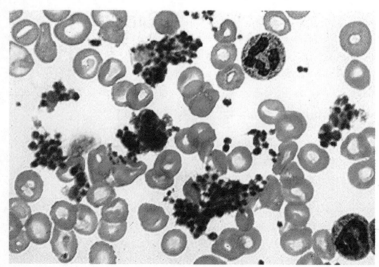

Trombocitemia esencial.

¿Cuál es su tratamiento?

El *tratamiento* definitivo es el trasplante de médula.

Se emplean también fármacos que impidan la agregación de las plaquetas y la quimioterapia.

Existe un fármaco, el anagrelide, que actúa disminuyendo la multiplicación de los megacariocitos que resulta útil en la trombocitosis esencial.

Criterios diagnósticos de trobocitemia esencial

- Plaquetas > 1.000.000.
- Volumen de células rojas disminuido.
- Hierro en la médula ósea.
- Ausencia de fibrosis de la médula ósea.
- Ausencia del cromosoma Philadelphia.

RECUERDE

- Los síndromes mieloproliferativos crónicos se deben a la proliferación de la célula madre pluripotencial.

- La policitemia vera es más frecuente en varones de edad media. Aumenta principalmente la serie roja. El tratamiento son las sangrías.

- En la trombocitemia esencial predominan las plaquetas. El tratamiento definitivo es el transplante de médula.

- En la leucemia mieloide crónica predomina la serie blanca. Existe un cromosoma anómalo (Philadelphia). El tratamiento definitivo es el transplante de médula.

LEUCEMIAS

¿QUÉ SON LAS LEUCEMIAS?

Son neoplasias o tumores malignos de diversos tipos de leucocitos en sangre, y de sus precursores en la médula ósea.

LEUCEMIAS AGUDAS

Se caracterizan por el predominio de blastos, que son células precursoras de los leucocitos.

Estos blastos crecen descontroladamente, sustituyendo a las células hematológicas normales.

¿CUÁLES SON SUS CAUSAS?

Numerosos factores genéticos y ambientales influyen en la aparición de un linfoma:

- Factores genéticos (por ejemplo, existe mayor riesgo de leucemias en los niños con síndrome de Down).
- Factores ambientales: radiaciones, virus, sustancias químicas...

Las leucemias agudas constituyen el 3 por 100 de todos los tumores, y el 50 por 100 de las leucemias.

Las leucemias agudas se dividen en linfoblásticas y mieloblásticas dependiendo del tipo de célula afectada.

Las leucemias agudas linfoblásticas predominan en menores de 15 años mientras que las mieloblásticas predominan en los adultos.

CLASIFICACIÓN DE LAS LEUCEMIAS

Leucemias agudas mieloblásticas

- M1: sin diferenciación.
- M2: con diferenciación.
- M3: promielocítica.

- M4: mielomonocítica.
- M5: monocítica.
- M6: eritroleucemia.
- M7: megacarioblástica.

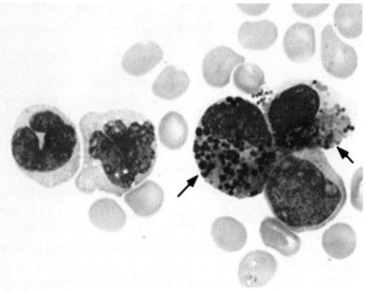

Leucemia mielomonocítica aguda.

Leucemia aguda linfoblástica

- LAL 1: de blastos pequeños.
- LAL 2: de blastos grandes.
- LAL 3: tipo Burkitt.

¿CUÁL ES SU PRONÓSTICO?

El pronóstico de las leucemias agudas mieloblásticas es peor que el de las linfoblásticas. Dentro de las mieloblásticas, tienen peor pronóstico la M4 y la M5.

Dentro de las linfoblásticas, tienen peor pronóstico las que afectan a varones, niños menores de un año o mayores de 10 y adultos mayores de 35 años.

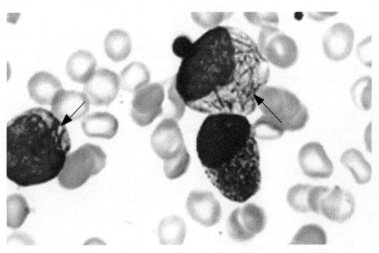

Leucemia aguda promilocítica.

Las leucemias agudas se caracterizan por el fracaso progresivo de la hematopoyesis.

Aparece anemia (que se manifiesta como palidez, cansancio...), leucopenia (por lo que existe un mayor riesgo de infecciones) y trombopenia (que cursa con mayor facilidad para el sangrado).

¿CÓMO SE DIAGNOSTICA?

El *diagnóstico* definitivo se establece gracias a la punción de la médula ósea. Un porcentaje mayor del 30 por 100 de blastos o células inmaduras) en la médula es diagnóstico.

¿CUÁL ES SU TRATAMIENTO?

El *tratamiento* consta de dos fases: tratamiento de inducción y tratamiento de mantenimiento.

La fase de *inducción* consiste en administrar tratamiento con quimioterapia para lograr la remisión completa (menos del 5 por 100 de blastos en la médula ósea).

El tratamiento de *mantenimiento* se realiza también con quimioterapia y, en los casos en los que sea posible, trasplante de médula ósea.

LEUCEMIA LINFÁTICA CRÓNICA

¿Qué es la leucemia linfática crónica?

Su causa es desconocida.

Constituye el 25 por 100 de las leucemias y es la leucemia crónica más frecuente en ancianos.

Es una enfermedad maligna (neoplásica) que se produce como consecuencia de una proliferación de linfocitos defectuosos desde el punto de vista inmunológico.

Se trata generalmente de linfocitos B.

¿Cuáles son sus síntomas?

El síntoma fundamental es la inmunodeficiencia o disminución de la respuesta inmunitaria.

Al ser linfocitos defectuosos, se altera la producción de inmunoglobulinas.

Inicialmente los enfermos con leucemia linfática pueden no presentar ningín síntoma.

Con el tiempo pueden desarrollar infecciones, aparece anemia y pueden desarrollar fenómenos de alteración inmunitaria como son las anemias hemolíticas.

Es rara la transformación a leucemias agudas.

Es característica la disminución de inmunoglobulinas.

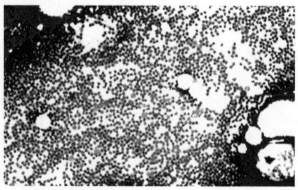

Leucemia linfática crónica.

¿Cuál es su tratamiento?

En los casos asintomáticos no es preciso *el tratamiento*.

Cuando aparecen síntomas se emplea la quimioterapia.

Existe una forma especial de leucemia linfática crónica llamada *tricoleucemia* o leucemia de las células peludas.

Se llama así por la formación característica de las células.

Afecta a personas de edad media.

El *diagnóstico* se realiza mediante un análisis de sangre y la biopsia de médula ósea.

El *tratamiento* consiste en la extirpación del bazo, ya que en muchos casos existe gran masa tumoral en él, o en fármacos (se han ensayado muy diversos tratamientos).

ESTADIAJE DERAI

ESTADIO 0

Linfocitos >15.000.

ESTADIO I

Linfocitosis más adenopatías (ganglios aumentados de tamaño).

ESTADIO III

Linfocitosis más aumento del tamaño de hígado y bazo, con o sin adenopatías.

ESTADIO IV

Linfocitosis y plaquetopenia menor de 100.000.

ESTADIAJE INTERNACIONAL

ESTADIO A

Leucemia sin anemia ni plaquetopenia. Menos de tres áreas linfoides afectas.

Supervivencia superior a 10 años.

ESTADIO B

Lucemia sin anemia ni plaquetopenia pero tres o más áreas linfoides afectas.

Supervivencia de unos 7 años.

ESTADIO C

Leucemia con anemia y/o plaquetopenia.

RECUERDE

- Las leucemias son tumores malignos de los leucocitos y sus precursores en la médula ósea.

- Las leucemias agudas se caracterizan por predominio de las células precursoras de los leucocitos (blastos).

- Las leucemias agudas pueden ser mieloblásticas o linfoblásticas.

- La leucemia linfática crónica es de causa desconocida. Predomina en ancianos. Su síntoma fundamental es la disminución de la respuesta inmunitaria.

SABÍA USTED QUE...

- Los linfocitos B se producen en la médula ósea.

- Los neutrófilos sólo duran de 6 a 20 horas.

LINFOMAS

¿QUÉ SON LOS LINFOMAS?

Los linfomas son tumores de células linfáticas o linfocitos.
Se dividen en linfomas Hodgkin y linfomas no-Hodgkin.

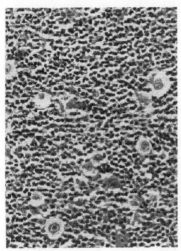
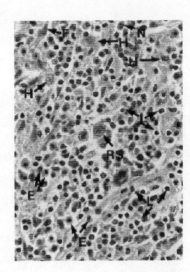

Linfoma Hodgkin.

LINFOMAS HODGKIN

El nombre se refiere a la presencia de unos linfocitos denominados células de Hodgkin.

Constituyen el 1 por 100 de los tumores hematológicos. Son más frecuentes en varones entre los veinte y los cuarenta años de edad, aunque existe un segundo pico de incidencia hacia los sesenta años de edad.

Su causa es desconocida, aunque como en todos los tumores, influyen factores genéticos y factores ambientales.

¿Cuáles son sus síntomas?

Los linfomas se caracterizan por el crecimiento de los ganglios linfáticos (adenopatías), más frecuentemente los del cuello.

Al palparlos se trata de ganglios duros, poco móviles, y en general no son dolorosos.

Otros síntomas de los linfomas son la fiebre, la sudoración nocturna intensa y la perdida de peso (son los llamados síntomas B).

En algunos casos puede aparecer aumento de tamaño de hígado y bazo.

Existe una clasificación (de Ann-Arbor) de linfomas en cuatro estadios dependiendo de la localización de los ganglios afectos, la existencia de síntomas B y la afectación de hígado o bazo.

¿Cómo se diagnostica?

El diagnóstico definitivo se obtiene a través de la biopsia de los ganglios.

El TAC o escáner sirve tanto para el diagnóstico como para el estadiaje.

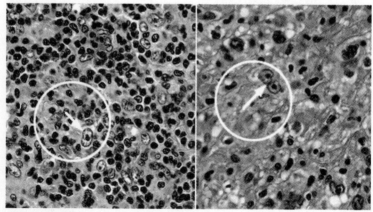

Linfoma Hodgkin.
Células de Redd Stemberg (flechas).

¿Cuál es su pronóstico?

El pronóstico de la enfermedad depende del estadio.

La supervivencia global es del 75 por 100 a los cinco años de tratamiento (90 por 100 estadio I y 50 por 100 estadio IV).

¿Cuál es su tratamiento?

El tratamiento consiste en radioterapia, quimioterapia o tratamiento combinado de ambos, dependiendo del estadio del linfoma.

Histología de los linfomas Hodgkin (distintos tipos según la biopsia)

Histología favorable		Histología desfavorable	
Predominio linfocítico	Esclerosis nodular	Celular mixta	Deplección linfocítica
5-15 %	40-75 % la más frecuente	20-40 %	5-15 %
Mejor pronóstico		Edad media	Peor pronóstico
	Segunda en pronóstico		
Jóvenes		Síntomas generales	Edad avanzada
Localizado	Prurito		Síntomas B
Asintomático	Ganglios en mediastino (tórax)	Enfermedad extendida	Diseminación

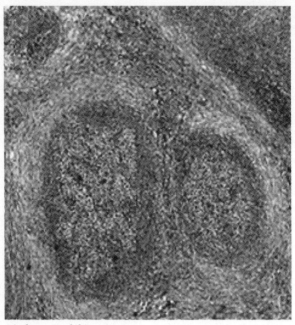

Linfoma Hodgkin.
Esclerosis nodular.

LINFOMA NO-HODGKIN

Linfoma no-Hodgkin	Enfermedad de Hodgkin
Enfermedad extralinfática (afecta órganos además de los fanglios)	Mayor frecuencia de síntomas B
Ganglios abdominales aumentados (mesentéricos)	Enfermedad localizada con mayor frecuencia
Afectación de hígado sin afectación de bazo.	Ganglios mediastínicos (en tórax) aumentados
Infiltración de la médula ósea	Estudios para estadiaje (linfografía, TAC, laparotomía)
Leucemia	

CLASIFICACIÓN DE LOS LINFOMAS HODGKIN (CLASIFICACIÓN DE ANN-ARBOR)

ESTADIO I

Afecta a un sólo área (ganglio u órgano o localización extraganglionar).

ESTADIO II

Dos o más áreas al mismo lado del diafragma.

ESTADIO III

Áreas a ambos lados del diafragma.
- III-A1: abdomen superior.
- III-A2: abdomen inferior.

ESTADIO IV

Afectación diseminada, se afectan órganos no linfoides, con o sin afectación de ganglios.

A

Ausencia de síntomas B.

B

Síntomas B (fiebre, sudoración nocturna y pérdida de peso.

S

Afectación del bazo.

E

Localización extraganglionar.

Tratamiento

ESTADIOS I Y II
- Radioterapia.

ESTADIO III:
- IIIA1: Radioterapia o quimioterapia.

- IIIA2: Quimioterapia.
- IIIB: Quimioterapia.

ESTADIO IV

- Quimioterapia.

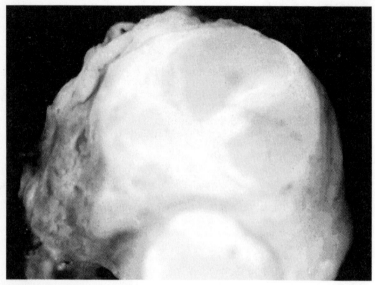

Ganglio de linfoma Hodgkin.

LINFOMAS NO-HODGKIN

¿Cuál es su frecuencia?

Son más frecuentes que los linfomas Hodgkin (de dos a tres veces más).

Constituyen el 3 por 100 de los tumores hematológicos.

¿Cuáles son sus causas?

Influyen muchos factores, como las radiaciones, la quimioterapia previa, las alteraciones del sistema inmunológico y los virus (Epstein-Barr y linfoma Burkitt, virus HTLV I y leucemia-linfoma T del adulto).

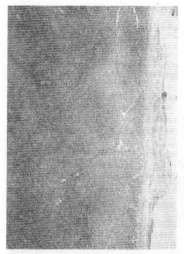 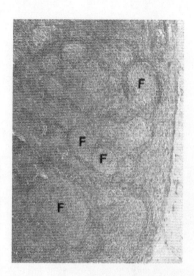

Linfoma no Hodgkin.

CLASIFICACIÓN DE KIEL O EUROPEA

Linfomas de bajo grado (baja agresividad o malignidad)

- Linfoma linfocítico.
- Linfoma linfoplasmocitario.
- Linfoma centrocítico.
- Linfoma centrocítico-centroblástico.

Linfomas de alto grado (alta agresividad o malignidad)

- Linfoma centroblástico.
- Linfoma linfoblástico (tipo Burkitt o no).
- Linfoma inmunoblástico.

¿Cuáles son sus síntomas?

Muy similares a los de la enfermedad de Hodgkin.

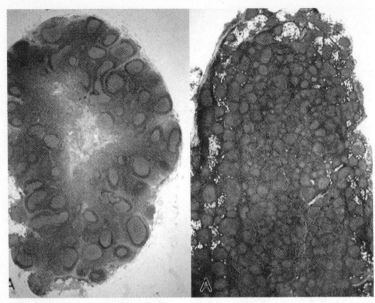

A la izquierda nódulo hiperplásico.
A la derecha linfoma no Hodgkin.

¿QUÉ DIFERENCIAS TIENE CON LOS LINFOMAS HODGKIN?

Son menos frecuentes: los síntomas B, la enfermedad locali-zada en una sola área corporal, la afectación de ganglios del mediastino (parte central del tórax), y la necesidad de realizar pruebas para el estadiaje (mediante TAC o escáner por ejemplo).

Son más frecuentes que en la enfermedad de Hodgkin la afecta-ción de órganos, la infiltración de la médula ósea, la evolución a leu-cemia y la afectación del hígado sin afectación del bazo.

LINFOMAS DE BAJA AGRESIVIDAD

Tienen un crecimiento lento, por lo que en el momento del diagnóstico suelen estar diseminados.

Son pacientes con pocos síntomas y por eso el diagnóstico es, en ocasiones, difícil y muy tardío.

A pesar de ser poco agresivo, la respuesta a la quimioterapia es mala, por lo que es difícil tratarlos y erradicarlos.

LINFOMAS DE ALTO GRADO

Su crecimiento es, por el contrario, rápido. Dan síntomas precozmente y los ganglios crecen muy deprisa por lo que el diagnóstico suele ser más precoz.

¿Cuál es su pronóstico?

Tienen muy mal pronóstico sin tratamiento. Responden a la quimioterapia (remiten en un 60-70 por 100 de casos).

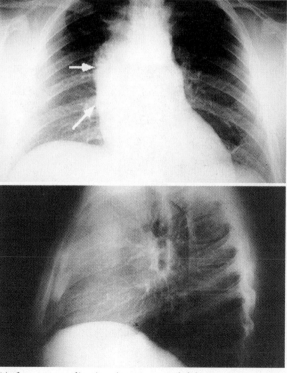

Linfoma en mediastino (parte central del tórax).

¿Cuál es su tratamiento?

El *tratamiento* es la quimioterapia.

LINFOMA DE BURKITT

¿Qué es el linfoma de Burkitt?

Es una variante del linfoma linfoblástico.

¿Cuáles son sus variedades?

Existe una variedad europea y otra africana. La variante africana se ha relacionado con el virus de Epstein-Barr.
Crece con muchísima rapidez (duplicación en tres días).

¿Cuál es su tratamiento?

El *tratamiento* es la quimioterapia. También es útil la cirugía.

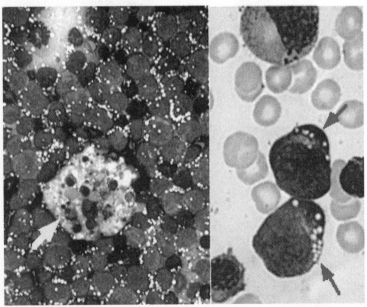

Linfoma de Burkitt.

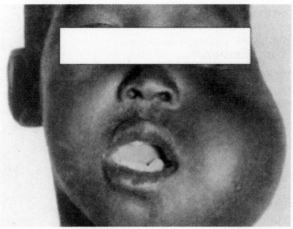

Linfoma de Burkitt africano.

LEUCEMIA-LINFOMA T DEL ADULTO

¿Qué es el linfoma T del adulto?

Es un tipo especial de linfoma relacionado con la infección por el virus HTLV-I.

Es frecuente en Japón y el Caribe.

¿Cuáles son sus síntomas?

Produce lesiones en los huesos.

Es un linfoma muy agresivo (el segundo en agresividad tras el linfoma de Burkitt).

CAUSAS DE ADENOPATÍAS

Infecciones

- Agudas (CMV, mononucleosis...).
- Crónicas (SIDA, tuberculosis...).

Enfermedades del colágeno

- Sarcoidosis.
- Artritis reumatoide.
- Lupus.

Tumores linfoides

- Linfomas.
- Leucemias.

Enfermedades endocrinas

- Hipotiroidismo.
- Insuficiencia suprarrenal.

POSIBILIDADES DIAGNÓSTICAS DE LAS ADENOPATÍAS

Adenopatías axilares

- Cáncer de mama.
- Linfoma.
- Infecciones.
- Traumatismos o heridas en brazos.

Adenopatías cervicales

- Faringitis.
- Absceso dental.
- Otitis.
- Infecciones de tejidos contiguos.
- Linfomas
- Tumores de laringe o nasofaringe.
- Tumores abdominales (estómago, páncreas) si hay presencia de ganglios izquierdos.

RECUERDE

- Los linfomas son tumores de los linfocitos.

- Se dividen en linfomas Hodgkin y no-Hodgkin.

- Los linfomas Hodgkin predominan en varones jóvenes. Son de causa desconocida, su diagnóstico se realiza por medio de la biopsia de los ganglios y el tratamiento consiste en la radioterapia, la quimioterapia o ambas.

- Los linfomas Hodgkin se dividen en cuatro tipos según sus células: predominio linfocítico, esclerosis nodular, celularidad mixta y deplección linfocítica.

- Los linfomas no-Hodgkin son más frecuentes, dan los mismos síntomas que los linfomas Hodgkin y se tratan mediante quimioterapia.

- Los linfomas no-Hodgkin se dividen según su agresividad en linfomas de alto y bajo grado.

- El linfoma de Burkitt es un agresivo linfoma relacionado, en ocasiones, con la infección del virus de Epstein-Barr. Crece con gran rapidez y se trata mediante cirugía y/o quimioterapia.

SABÍA USTED QUE...

- Los linfocitos T provienen del timo.

- Que la mortalidad tras el infarto de miocardio es más importante durante las primeras 24 horas, y corresponde generalmente a arritmias cardíacas como la fibrilación auricular.

MIELOMA MÚLTIPLE

¿QUÉ ES EL MIELOMA MÚLTIPLE?

Se trata de una neoplasia, es decir, un tumor de las células plasmáticas.

Constituye un 10 por 100 de las neoplasias o tumores hematológicos.

¿CUÁLES SON SUS SÍNTOMAS?

Hasta un 20 o un 30 por 100 de casos son asintomáticos.

En los casos sintomáticos, la clínica es variable:

• Afectación de los huesos (enfermedad ósea): puede producirse formación (osteoesclerosis) o destrucción de hueso (osteolisis).

Son frecuentes las fracturas y el síntoma fundamental es el dolor.

Se afectan más comúnmente huesos como el cráneo, las costillas, las vértebras...

Con gran frecuencia se producen aplastamientos vertebrales y compresión nerviosa.

La radiografía simple es la prueba de imagen más útil en el mieloma (véase págs. 102, 103).

• Alteración de la función del riñón (insuficiencia renal).

• Infecciones: por disminución de las defensas (inmunoglobulinas) normales.

Predominan las infecciones respiratorias y urinarias.

Es la principal causa de muerte en estos enfermos.

• Hiperviscosidad de la sangre. Es responsable de hemorragias, alteraciones de la visión y supone una sobrecarga para el trabajo habitual del corazón.

• Aumento del calcio (hipercalcemia). Puede producir cansancio, confusión, náuseas…

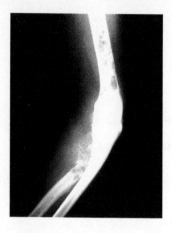 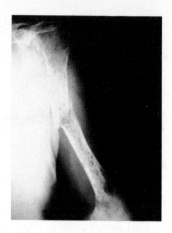

- Anemia por disminución de las series celulares por ocupación de la médula por células plasmáticas. Se trata de una anemia normocítica-normocrómica.

Con el tiempo, disminuyen los leucocitos y las plaquetas y las células plasmáticas pueden aparecer en sangre periférica.

Pueden aparecer alteraciones de la coagulación y generalmente se eleva en sangre la VSG (velocidad de sedimentación globular).

¿CÓMO SE DIAGNOSTICA?

El *diagnóstico* se realiza a través de la biopsia de médula ósea. Se habla de mieloma múltiple cuando el porcentaje de células plasmáticas es mayor del 30 por 100.

En sangre y orina se detecta la proteína (llamada proteína monoclonal) producida por las células plasmáticas. Lo más frecuente es que sea del tipo Ig G. En orina se detectan fragmentos de esas proteínas (se llama proteína de Bence-Jones).

¿CUÁL ES SU TRATAMIENTO?

En cuanto al *tratamiento*, en general no es preciso si no existen síntomas.

Cuando éstos aparecen el tratamiento es la quimioterapia (Melfalán y prednisona es el tratamiento habitual aunque cada vez surgen nuevos intentos terapéuticos).

Para el dolor óseo se emplea actualmente el Pamidronato, fármaco que ha demostrado ser de gran utilidad.

INICIO DEL TRATAMIENTO

- Si hay síntomas (dolor óseo, infecciones...).
- Si hay fracturas óseas.
- Si hay lesiones óseas con riesgo de fractura.
- Si hay anemia (hemoglobina <10).
- Si hay función renal alterada.
- Si hay progresión analítica o clínica.

RECUERDE

- El mieloma múltiple es un tumor de las células plasmáticas.

- Produce con frecuencia lesiones óseas, alteración de la función renal, mayor predisposición para infecciones y pancitopenia.

- Para llegar al diagnóstico es preciso realizar una biopsia de médula ósea.

- No existe tratamiento curativo totalmente eficaz. Sólo se trata si aparecen síntomas.

SABÍA USTED QUE...

- Todos los vasos sanguíneos del cuerpo podrían dar una vuelta al mundo completa.

- La cantidad de hipertensos totales en el mundo ha disminuido en los últimos años.

- La hipertensión esencial o primaria es más frecuente cuanto mayor es el paciente.

- La causa más frecuente de hipertensión secundaria son las enfermedades del riñón.

TRASPLANTE DE MÉDULA ÓSEA

TIPOS DE TRASPLANTE

SINGÉNICO

Cuando donante y receptor son genéticamente idénticos.

ALOGÉNICO

Cuando donante y receptor son genéticamente diferentes.

AUTÓLOGO

El donante es el propio paciente.

	Alogénico	Singénico	Autólogo
Edad máxima	40-55	55-65	65-70
Donante	Distinto del recetor	Distinto del receptor	El mismo receptor
Complicación principal	EICH	Recaída	Recaída

¿CÓMO SELECCIONAR DONANTES?

La selección de los donantes se realiza en función de la compatibilidad, que viene definida por el sistema de histocompatibilidad o HLA.

Si no existe compatibilidad entre el paciente y sus familiares, se recurre a un banco de donantes de médula ósea previa realización de estudios de compatibilidad.

Antes se extraía la médula ósea del donante mediante punciones repetidas de cresta iliaca bajo anestesia general.

En la actualidad sólo es necesaria la extracción de una cierta cantidad de sangre tras estimulación farmacológica del donante para aumentar la producción de células de la médula ósea del donante.

El receptor se prepara primero mediante supresión de su sistema de defensa (inmunosupresión) para evitar, en la manera de lo posible, el rechazo.

¿QUÉ POSIBLES COMPLICACIONES EXISTEN?

Las complicaciones más frecuentes del trasplante son: las infecciones, la recurrencia de la enfermedad y el rechazo al trasplante.

Existe una forma especial de rechazo que se denomina EICH (Enfermedad Injerto Contra Huésped) que consiste en que los linfocitos del injerto (médula trasplantada) reaccionan contra los tejidos del receptor.

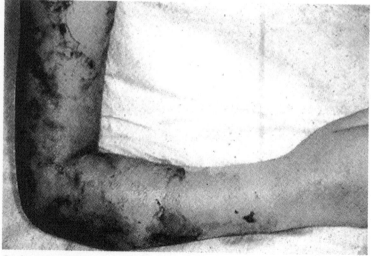

Lesiones cutáneas en la Enfermedad Injerto Contra Huésped (EICH).

INDICACIONES GENERALES DEL TRASPLANTE DE MÉDULA ÓSEA

Alogénico y singénico	Autólogo
Aplasia medular	Tumores no hematológicos
Leucemias agudas	Linfomas
Leucemias crónicas	Leucemias agudas
SMD	Mieloma
Linfomas	
Mieloma	
Talasemia mayor	
Anemia de Fanconi	
Anemia de B-Diamond	
Anemia de células falciformes	

CONSENTIMIENTO INFORMADO PARA LA REALIZACIÓN DE PUNCIÓN ASPIRATIVA DE MÉDULA ÓSEA Y BIOPSIA MEDULAR

Finalidad de la prueba

La prueba consiste en obtener una pequeña porción de médula ósea, que está contenida dentro del hueso, con objeto de poder estudiarla y llegar a un diagnóstico de su proceso.

Es en la médula ósea donde se producen las células sanguíneas.

La punción del hueso es el único procedimiento existente para poder extraerla.

Descripción del procedimiento

Se efectúa mediante la punción del esternón, en su extremo superior, o la cresta iliaca postero-superior (a nivel de la cadera).

Previamente se realiza la anestesia local de la zona a puncionar y con un trocar (aguja apropiada) se penetra en la cavidad medular, aspirando el contenido, posteriormente, con una jeringa.

Durante el tiempo que dura la aspiración es normal notar algún dolor.

Si es preciso realizar biopsia ósea, se puncionará en la cresta iliaca, obteniéndose, además, un cilindro de hueso.

Una vez efectuada la prueba, se aplica un apósito estéril, que se retirará a las 48 horas.

Riesgos de la prueba

La realización de esta prueba conlleva una serie de riesgos que hay que conocer.

Riesgos de la anestesia local:

En personas alérgicas a los anestésicos locales, pueden ocurrir reacciones graves. Muy raras veces ésta puede pasar a un vaso sanguíneo, ocasionando bajada de tensión arterial.

Después de la anestesia local pueden quedar molestias en la zona, como sensación de hormigueo o acorchamiento, que suelen desaparecer en poco tiempo.

Riesgos propios de la punción

El riesgo de hemorragia en condiciones normales es bajo, pero puede incrementarse si existe una alteración de la coagulación o una cifra de plaquetas disminuida.

El riesgo de infección es aproximadamente de 1 por cada 1.000 biopsias, siendo el más frecuente, la aparición de un absceso local. El riesgo de afectación de órganos vitales más importantes; vasos, nervios o huesos es muy bajo, inferior a 1 por cada 5.000 punciones.

La perforación del esternón es excepcional y sólo puede ocurrir si hay una lesión local a ese nivel.

La rotura de trocar es otra eventualidad poco frecuente.

Al final del consentimiento, constan las firmas del paciente y médico que informa.

Infecciones tras el trasplante de médula ósea

El trasplante de médula ósea ocasiona un estado transitorio de inmunodeficiencia completa.

Durante el primer mes las infecciones son similares a las de un paciente neutropénico (con bajo número de células blancas), pero además es importante la infección por el virus herpes simple. En el segundo mes es importante la infección por el citomegalovirus (CMV) y, alrededor del sexto mes, las infecciones por neumococo, Haemophilus y herpes zoster (se reactiva, si hubo infección por varicela en el pasado, como herpes zoster).

Entre uno y tres meses postrasplante pueden producirse procesos linfoproliferativos, incluso linfoma, por reactivación del virus de Epstein-Barr.

Infecciones en pacientes neutropénicos

¿QUÉ SE CONSIDERA NEUTROPENIA?

Una cifra de neutrófilos inferior a 500 por microlitro.

La neutropenia favorece la aparición de infecciones por diversos gérmenes.

¿QUÉ HACER ANTE UN PACIENTE NEUTROPÉNICO?

Ante un paciente con neutropenia severa y fiebre, debe iniciarse tratamiento con antibióticos de amplio espectro lo antes posible, dada la gravedad de los procesos infecciosos en estos pacientes sin defensas.

Si con antibióticos de amplio espectro, contra los gérmenes más habituales, no mejora la fiebre en una semana, habrá que pensar en la posibilidad de gérmenes menos frecuentes (no bacterias, sino hongos) e iniciar tratamiento.

En casos extremos se emplea la transfusión de granulocitos y sustancias que estimulen la médula ósea para una mayor producción de células de defensa.

¿CUÁLES SON LAS MEDIDAS PREVENTIVAS DE LAS INFECCIONES?

Entre las medidas de prevención de infecciones, destacan:
- El aislamiento.
- El uso de dietas especiales bajas en bacterias (las verduras frescas se asocian a infecciones por pseudomonas, la pimienta negra a infecciones por hongos...).
- La profilaxis antibiótica.

Trastorno de defensa	Enfermedad asociada	Gérmenes habituales
Inmunodeficiecia humoral	Mieloma múltiple, leucemia linfática crónica, inmundeficiencia congénita	Bacterias (neumococo, Haemophilus, meningococo...)
Inmunodeficiencia celular	SIDA, enfermedad de Hodgkin, congénito	Herpes virus hongos, parásitos, bacterias (mycobacterias como la tuberculosis, Listeria...)
Déficit de complemento	Congénit o enfermedaes heáticas...	Bacteria (neumococo, neisseria...)
Neutropenia	Postquimioterapia, tumores hematológicos	Bactera (pseudonomas...) y hongos
Ausencia de bazo		Bacterias (neumococo, nisseria...) Parásitos (malaria...)

RESULTADOS DEL TRASPLANTE ALOGÉNICO DE MÉDULA ÓSEA

Enfermedad	Supervivencia (% a los 5 años)
Aplasia de médula ósea	60-90%
Talasemia mayor	60-95%
Leucemia mieloide crónica	10-70%
Leucemia aguda mieloblástica	20-60%
Leucemia aguda linfoblástica	30-60%
Mieloma múltiple	10-30%
Linfomas	15-70%

EFECTOS SECUNDARIOS DEL TRATAMIENTO PARA LA PREPARACIÓN PREVIA AL TRASPLANTE DE MÉDULA ÓSEA

- Disminución de las tres series celulares.
- Náuseas, vómitos.
- Mucositis (inflamación de las mucosas, como la de la boca).
- Inflamación y hemorragia en la vejiga (cistitis hemorrágica).
- Caída de cabello.
- Alteraciones en la piel.
- Toxicidad sobre el corazón y el sistema nervioso.
- Infecciones.
- Pancreatitis.

SITUACIONES EN LAS QUE PUEDE PRODUCIRSE EICH

- Trasplante de médula ósea.

Transfusión de productos sanguíneos que contengan linfocitos, en pacientes con deficiencia del sistema inmune:

- Inmunodeficiencia congénita.
- Niños prematuros.
- Linfomas.
- Leucemias.
- Tumores.
- SIDA.

CARACTERÍSTICAS DE LAS INFECCIONES ASOCIADAS AL TRASPLANTE DE MÉDULA ÓSEA

Tipo de infección	Hongos Bacterias	Virus (CMV Herpes) *P. carinii*	Bacterias Virus (herpes zoster) *P. carinii*
Problema subyacente	Día 0 del trasplante Leucopenia	Día 30 del trasplante EICH aguda Inmunodeficiencia	Día 100 más del trasplante EICH crónica Inmunodeficiencia

RECUERDE

- Existen varios tipos de trasplante de médula según la similitud genética entre donante y receptor: singénico (idénticos), alogénico (diferentes) y autólogo (de uno mismo).

- La selección de donantes se realiza teniendo en cuenta la compatibilidad genética.

SABÍA USTED QUE...

- La sangre está formada por glóbulos rojos, glóbulos blancos, plaquetas y plasma.

- Cuanto más alta es la tensión arterial, y cuánto más tiempo permanece elevada, mayor es la probabilidad de enfermedad y de muerte en las personas que la padecen.

- Las personas que padecen hipertensión arterial mueren entre 15 y 20 años antes de lo que moriría una persona de su misma edad sin hipertensión.

GRUPOS SANGUÍNEOS

INTRODUCCIÓN

Existen cuatro grupos sanguíneos diferentes: el *A*, el *B*, el *0* (cero) y el *AB*. Además existe el *Rh* que puede ser positivo o negativo.

Las letras A y B corresponden a antígenos presentes en las células sanguíneas.

El grupo cero (0) corresponde a la ausencia de ambos antígenos, y el grupo AB a su presencia.

El Rh positivo consiste en la existencia de un grupo de antígenos, de los que el más importante es el antígeno D.

Si existe el antígeno D el Rh será positivo.

No existen de forma natural anticuerpos anti Rh, por lo que es necesario una sensibilización previa como ocurre en las embarazadas con un primer hijo Rh positivo.

El grupo sanguíneo de un individuo depende del grupo sanguíneo de sus progenitores, de manera que si un individuo es del grupo A puede ser A0 o AA, donde cada letra corresponde a la herencia de los progenitores. El grupo B puede ser BB o B0. El grupo AB es AB y el 0 es 00.

Todo individuo tiene un antígeno determinado y anticuerpos contra los antígenos contrarios, de tal forma que un individuo del grupo A tendrá anticuerpos anti-B y viceversa.

El grupo 0 tiene anticuerpos anti-A y anti-B.

Por eso es tan importante realizar pruebas antes de la transfusión de sangre; un individuo debe recibir sangre sólo de su mismo grupo o, en su defecto, sangre del grupo 0 que no tiene antígenos.

No ocurre lo mismo con el Rh.

El grupo 0 negativo (00-) se considera donante universal por la carencia de antígenos.

El grupo AB positivo (AB+) sería el receptor universal.

El Rh es importante también en caso de embarazo. Si el primer hijo de una mujer Rh negativo es positivo, la madre puede quedar sensibilizada y crear anticuerpos en caso de un segundo hijo Rh positivo. Para evitarlo se administra una gammaglobulina anti D tras un primer embarazo de hijo Rh positivo.

Grupo	Antígenos	Anticuerpos
A	A	Anti-B
B	B	Anti-A
AB	A y B	No hay
O	No hay	A y anti-B

ENFERMEDAD HEMOLÍTICA DEL RECIÉN NACIDO

¿Qué es?

En esta enfermedad, el feto hereda un antígeno del grupo sanguíneo del padre y que resulta extraño para el sistema inmunológico de la madre.

Los hematíes del feto pueden pasar a la madre a través de la placenta, sobre todo durante el parto, por lo que la madre se sensibiliza y, en embarazos posteriores, la madre ha creado anticuerpos que destruyen los hematíes fetales.

¿Cómo se manifiesta en el feto?

En casos severos se produce una grave anemia, fallo cardiaco y edemas (*hydrops*) que pueden ocasionar la muerte.

Si es leve, tinción amarilla de la piel por acumulación de bilirrubina. La bilirrubina puede resultar tóxica para el cerebro (*kernicterus*).

Grupos sanguíneos resultantes según la combinación de los grupos sanguíneos de sus progenitores

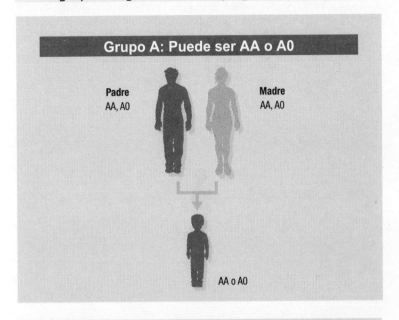

Grupo A: Puede ser AA o A0

Padre
AA, A0

Madre
AA, A0

AA o A0

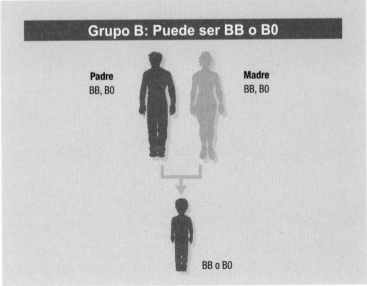

Grupo B: Puede ser BB o B0

Padre
BB, B0

Madre
BB, B0

BB o B0

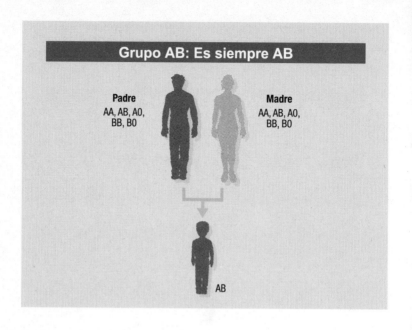

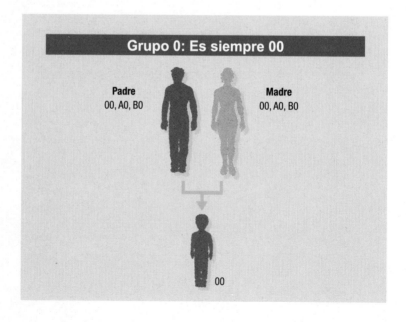

RECUERDE

- Existen cuatro grupos sanguíneos (A, B, 0 y AB), además de dos tipos de Rh (positivo y negativo).

- El grupo 00 sería el donante universal y el AB el receptor universal.

- La donación de sangre exige unos controles para cribado de determinadas enfermedades como el SIDA o la hepatitis.

SABÍA USTED QUE...

- El corazón y el diafragma son músculos que sólo descansan con la muerte.

- El número de días recomendados de estancia hospitalaria, si no hay ninguna complicación por un infarto son cinco aproximadamente.

- Que aquellas profesiones de mayor riesgo, como los policias y los bomberos, o aquellos que tienen en sus manos responsabilidades sobre vidas humanas como los pilotos de aeronaves, tienen una reglamentación especial en cuanto al momento de incorporarse al trabajo.

TRANSFUSIÓN DE SANGRE

¿EN QUÉ CONSISTE?

Consiste en la infusión intravenosa de cualquiera de los componentes de la sangre previa realización de una serie de pruebas de compatibilidad.

La sangre se compone de varios elementos:

HEMATÍES

Se emplean en situaciones de anemia aguda o crónica.

PLAQUETAS

Se emplean en caso de hemorragia en personas con un número bajo de plaquetas.

PLASMA

Contiene proteínas y factores de coagulación por lo que se emplea en caso de hemorragias en pacientes con falta de factores.

El médico debe ser el que, en una situación clínica determinada, considere la necesidad de realizar una transfusión de sangre o de sus derivados.

¿Qué complicaciones puede tener?

La transfusión puede provocar sensibilización a alguno de sus componentes.

En ocasiones esas reacciones pueden ser graves pero, lo más frecuente es que sean reacciones bastante leves (fiebre, picores...).

En cuanto al riesgo infeccioso de la transfusión sanguínea, la sangre procede de donantes sanos que altruistamente ofrecen su sangre.

No existe compensación económica a cambio.

Cada donación se estudia exhaustivamente con técnicas de gran precisión para la detección de hepatitis B y C, sífilis y VIH (virus del SIDA).

A pesar de estos controles, hay situaciones en las que las técnicas no nos permiten detectar al 100 por 100 infecciones virales durante el período de incubación.

Existen casos aislados de infecciones virales: (1/650.000 VIH, 1/100.000 hepatitis C, 1/63.000 hepatitis B).

Las alternativas que existen a la transfusión en caso de transfusiones programadas, como es el caso de una intervención quirúrgica, son las autotransfusiones.

El propio paciente dona su sangre antes de la cirugía para ser usada en caso necesario.

No existe actualmente ningún preparado comercial alternativo a la sangre, por eso es tan importante la solidaridad para la donación de sangre.

La eritropoyetina estimula la producción de hematíes pero no es eficaz en caso de necesidad urgente de transfusión como ocurre ante una hemorragia.

En los centros hospitalarios existen consentimientos por escrito que deben ser firmados por los pacientes en caso de transfusión.

Estos mismos consentimientos deben ser firmados por personas como los testigos de Jehová en caso de negarse a una transfusión.

EJEMPLO REAL DE CONSENTIMIENTO
PARA TRANSFUSIÓN DE SANGRE

Declaraciones y firmas:

El médico D./D.ª .... me
ha explicado de forma satisfactoria, qué es, cómo se realiza y para
qué sirve la transfusión sanguínea. También me ha explicado sus
riesgos, y complicaciones y que no hay otras posibilidades tera-
péuticas para los mismos fines. He recibido respuesta a todas mis
preguntas.

He comprendido todo lo anterior perfectamente y doy mi
consentimiento para que se me transfunda cuando sea preciso.

Puedo revocar este consentimiento cuando lo desee, infor-
mando de ello al equipo médico.

El paciente (nombre y apellidos)

....

Firmado: D. .... Firmado: D. ....
(paciente)   (médico)

En caso de paciente menor de edad o inconsciente o con sus
facultades mentales disminuidas:

Representante legal ....
(nombre y dos apellidos)

Firmado: D. ....
(representante legal)

Consentimiento oral ante testigo (por incapacidad física para
la firma)

....

(nombre y dos apellidos)

Firmado: D. ....
(testigo)

TRANSFUSIÓN DE DERIVADOS SANGUÍNEOS

CONCENTRADO DE HEMATÍES Y SANGRE TOTAL

- En general se emplean concentrados de hematíes.
- Sangre total en caso de exanguinotransfusión (sangrado masivo) o shock hipovolémico.
- Distintas indicaciones según anemia aguda, crónica o preoperatoria.

ANEMIZACIÓN AGUDA

- Tolerancia: 25 por 100 adultos y 15 por 100 RN-niños.
- Hb 7-9 g/dl es suficiente (9-10 si existen enfermedades cardiorrespiratorias).

ANEMIA CRÓNICA

- Transfusión en caso de anemia sintomática y refractaria al tratamiento.
- No necesaria si Hb >10. Dudoso entre 5 y 8. Sí, si menor de 5.

ANEMIA PREOPERATORIA

- No existe cifra que contraindique anestesia.
- Entre 7-8 de Hb en paciente sano y asintomático.
- Si se puede esperar, mejor si Hb mayor de 10 g/dl.
- Es inapropiado el uso de la transfusión de forma profiláctica (por prevención).

COMPONENTES ESPECIALES
(SANGRE ESPECIALMENTE TRATADA):

- Componentes pobres en leucocitos.

ELIMINACIÓN DURANTE LA OBTENCIÓN: 80 POR 100.

- Previene las reacciones febriles.
- Evita infecciones. Su uso está indicado en pacientes inmunodeprimidos.

ELIMINACIÓN POR FILTROS

- Previene o disminuye las reacciones febriles.
- Previene/retrasa la inmunización y refractariedad plaquetaria si transfusiones repetidas.
- Previene transmisión de CMV (citomegalovirus).

COMPONENTES IRRADIADOS: (REDUCEN LA EICH O ENFERMEDAD INJERTO CONTRA HUÉSPED)

- Trasplante de médula ósea.
- Inmunodeficiencia congénita.
- Transfusiones intrauterinas.
- Hodgkin.
- Receptor de cosanguíneos (familiares de 1º-2º grado).
- Transfusión de plaquetas inmunológicamente compatibles.
- Neonatos < 1.200 g.
- Otros tumores sanguíneos.
- Inmunodeprimidos por tumores no sanguíneos.
- VIH.

COMPONENTES CMV NEGATIVOS

- Embarazadas CMV negativas y sus fetos.
- Prematuros < 1.200 g si madre CMV negativa.
- Trasplantados alogénicos/autólogos médula CMV negativos.
- HIV que sean CMV negativos.
- CMV negativos posibles candidatos a trasplante de médula posterior.
- CMV negativos trasplantados con órganos de CMV negativos.

TRANSFUSIÓN DE PLAQUETAS

- En caso de hemorragia activa y trombocitopenia y/o trombocitopatía por defecto intrínseco de plaquetas.
- En PTI si hemorragias intracraneales o retinianas o digestivas.
- Si < 50 x 109/l.

TRANSFUSIÓN PROFILÁCTICA DE PLAQUETAS

- Si <10 x 109/l (< 20 x 109/l si hiperconsumo por sepsis, ABs,… o mayor riesgo de sangrado).
- Trombocitopenia reversible a corto-medio plazo (por quimioterapia).
- Trombocitopenia si se va a proceder a procedimiento invasivo (se recomienda más de 50.000).

CRIOPRECIPITADOS (PREPARADOS DE FACTORES VIII,VONWILLEBRAND, XII, FGNO.)

- Disfibrinogenemia o déficit del factor XII o Enf. de Von Willebrand más sangrado o procedimiento invasivo.

PLASMA FRESCO CONGELADO

- PTT.
- Exanguinotransfusión RN si no se dispone de sangre total.
- Si hemorragia grave y alteración de la coagulación en:
  - Transfusión masiva.
  - Trasplante hepático o insuficiencia hepática grave.
  - Déficits congénitos factores o déficit vitamina K con lenta/nula respuesta a vitamina K intravenosa.
  - Anticoagulantes orales.
  - CID aguda.
  - Cirugía cardíaca con extracorpórea.

SÍNTOMAS DE UNA HEMORRAGIA AGUDA

La cantidad de sangre en el cuerpo es de unos 5 litros aproximadamente.

Cantidad	% del total	Síntomas
500 cc	10	No síntomas. A veces mareo.
1 litro	20	Palpitaciones. Mareo al ponerse de pie por baja de tensión LEVE.
1,5 litros	30	Palpitaciones y mareo por bajada de tensión al ponerse de pie. Bien tumbados.
2 litros	40	Piel fría y húmeda. Pulso débil. Fatiga en reposo y tumbado. Palpitaciones y marcada bajada de tensión.
2,5 litros	50	Fallo cardíaco. Muerte.

DONACIÓN DE SANGRE

La donación es un procedimiento 100 por 100 altruista para el abastecimiento de sangre y derivados.

A partir de personas cuyo estado de salud es valorado mediante una historia clínica, y un análisis de la sangre obtenida, se obtiene un banco de sangre.

De cada donante se extraen 450 cc de sangre.

A partir de 450 cc de sangre total de cada donante se obtienen

- 6 concentrados de hematíes.
- 6 concentrados de plaquetas.
- 6 crioprecipitados.
- 2 viales de factor IX.
- 2 viales de fracción de proteínas del plasma.

Estudios realizados en la sangre donada

- Grupo ABO.
- Grupo Rh.
- Pruebas para descartar hepatitis B y C.
- Pruebas para descartar VIH.
- Pruebas para descartar sífilis.

La positividad de cualquiera de las últimas (Virus hepatitis B y C, VIH y sífilis) supondrá la imposibilidad de utilizar la sangre y sus derivados.

Posibles reacciones inmediatas a la transfusión

REACCIONES INMUNOLÓGICAS

- Fiebre.
- Urticaria.
- Reacción alérgica.
- Hemólisis.
- Edema agudo de pulmón.

REACCIONES NO INMUNOLÓGICAS

- Fallo cardíaco.
- Sepsis.
- Hemólisis.
- Hipotermia (bajada de temperatura extrema).
- Embolias.

REACCIONES TARDÍAS

Inmunológicas

- Hemólisis
- Enfermedad Injerto Contra Huésped.

No inmunológicas

- Transmisión de enfermedades.
- Depósitos de hierro.

REACCIONES TRANSFUSIONALES

Se deben a la formación de anticuerpos contra los hematíes transfundidos.

REACCIONES ABO

- La única transfusión segura es la del mismo grupo ABO.
- Cualquier persona tendrá una reacción severa (de hemólisis) si recibe sangre de un grupo sanguíneo diferente al suyo.
- Esa reacción ocasionaría la muerte.
- Teóricamente la sangre del grupo 0 sería segura para cualquier receptor.

REACCIÓN RH

No existen anticuerpos anti-Rh de forma natural por lo que para que se produzca una reacción Rh debe existir una sensibilización previa (ejemplo del embarazo o una transfusión previa).

La seguridad en una transfusión se basa en :

- Respetar la compatibilidad AB0 y Rh.
- Asegurar que el receptor carece de anticuerpos frente a antígenos de los hematíes del donante y de que éste, a su vez, carece de anticuerpos para el receptor. Esto se consigue mediante unas

pruebas, que se llaman pruebas cruzadas que se realizan previamente a cualquier transfusión.

Una persona transfundida puede crear anticuerpos frente a antígenos distintos, si esos antígenos son frecuentes en la sangre de la población general, cada vez será más difícil encontrar sangre compatible. En las personas que, por su enfermedad, precisan frecuentes transfusiones, es muy difícil encontrar sangre adecuada.

RECUERDE

- La sangre se compone de hematíes, plaquetas y plasma.

- La transfusión de sangre consiste en la infusión intravenosa de cualquiera de los componentes de la sangre.

- Existe un consentimiento informado que debe firmarse antes de realizarse la transfusión de sangre de manera que quede expresado por escrito que el receptor ha sido informado, comprende el objetivo de dicha transfusión y acepta realizarla.

- Los síntomas de una hemorragia aguda van desde un leve mareo hasta un fallo cardiaco según la cantidad de sangre perdida.

SABÍA USTED QUE...

- A la hemoglobina debe la sangre su color rojo.

- La vena del cuerpo humano que no lleva sangre al corazón es la pulmonar.

COAGULACIÓN Y TROMBOSIS

INTRODUCCIÓN

Cuando se produce una herida, la hemorragia se detiene gracias a la activación de dos procesos: la hemostasia primaria y la hemostasia secundaria.

LA HEMOSTASIA PRIMARIA

Consiste en la adhesión de plaquetas a las paredes de los vasos sanguíneos rotos para formar un tapón que contenga inicialmente el sangrado. Si falla la hemostasia primaria, por alteración de las plaquetas, las hemorragias ocurren inmediatamente después de un traumatismo.

Generalmente son sangrados superficiales en piel o mucosas que ceden inmediatamente con medidas locales (taponando la herida).

Cuando se producen un daño en la pared de los vasos sanguíneos, las plaquetas se adhieren (*adhesión*) gracias a un factor llamado factor Von Willebrand. Para que las plaquetas se adhieran a la pared del vaso son necesarias las glicoproteínas Ib (*adhesión*). Por último, para que las plaquetas se unan entre sí son necesarias las glicoproteínas IIb-IIIa (*agregación*).

Las alteraciones de la hemostasia primaria pueden deberse a:

DISMINUCIÓN DEL NÚMERO DE PLAQUETAS

- Por disminución de megacariocitos en la médula ósea (Trombopenia central).
- Por aumento de la destrucción de plaquetas en sangre (PTI o púrpura trombótica trombocitopénica).
- Por aumento del consumo de plaquetas (CID).
- Por secuestro de plaquetas en el bazo.

DISFUNCIÓN DE PLAQUETAS

- Por alteración de la adhesión: enfermedad de Von Willebrand por déficit del factor del mismo nombre.

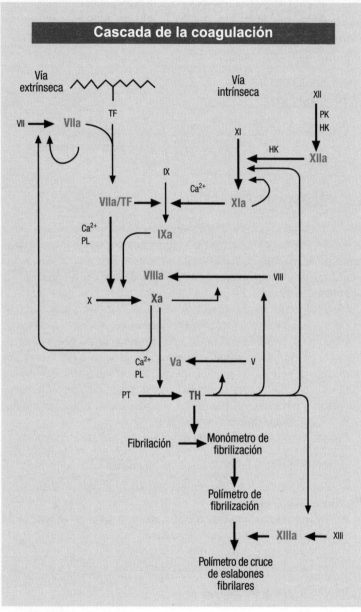

Cascada de la coagulación.

• Por déficit de glicoproteína Ib. Enfermedad de Bernard Soulier.

• Por alteración de la agregación (déficit de glicoproteína IIb/IIIa): Trombastenia de Glanzmann.

POR ALTERACIONES VASCULARES

• PTT (Púrpura Trombótica Trombocitopénica).
• SHU (Síndrome hemolítico urémico).
• Púrpura de Schönlein Henoch.

LA HEMOSTASIA SECUNDARIA

Consiste en la formación de un «tapón definitivo» gracias a la activación de los factores de la coagulación.

La coagulación tiene dos vías:
• La vía intrínseca (factores XII, XI, IX y VIII).
• La vía extrínseca (factores III y VII) que se reúnen en una vía común (factores X, V, II, XII y I).

La actividad de los factores de la vía intrínseca se evalúa mediante el TTPA (Tiempo de Tromboplastina Parcial Activada), la vía extrínseca mediante el tiempo de protrombina.

El TTPA se alarga con el empleo de heparina y el tiempo de protrombina con el empleo de anticoagulantes orales.

Las alteraciones de la hemostasia secundaria pueden deberse a:
• Consumo excesivo de factores (CID).
• Síntesis insuficiente de factores:
 –Congénito: hemofilia.
 –Adquirido: déficit de vitamina K o insuficiencia hepática.
 –Por presencia de anticoagulantes: lupus.

La trombosis o formación de trombos es la hemostasia que se produce en un lugar inadecuado y en un momento inoportuno.

La formación de trombos puede tener un mecanismo hereditario (déficit de proteína S o C o déficit de antitrombina o disminución de la actividad del plasminógeno) o no hereditario.

La proteína C, la proteína S y la antitrombina III impiden la coagulación en circunstancias normales en un individuo sano.

ALTERACIONES DE LA COAGULACIÓN SANGUÍNEA

¿Qué es la hemofilia?

Es la enfermedad hereditaria más frecuente dentro de las alteraciones de la coagulación.

Se debe al déficit del factor VIII (hemofilia A) o IX (hemofilia B) de la coagulación.

Las mujeres son portadoras de la enfermedad y los hombres la padecen ya que la síntesis del factor VIII depende de la información contenida en el cromosoma X.

Las mujeres (XX), al tener dos cromosomas X y sólo uno estar afecto pueden producir factor VIII (al 50 por 100).

HEMOFILIA A

Déficit del factor VIII.

HEMOFILIA B

Déficit del factor IX.

¿Cuáles son sus síntomas?

Los síntomas de la enfermedad son las hemorragias.

En estos pacientes se producen con más facilidad los sangrados.

Los síntomas en la hemofilia dependen del grado de déficit de factor.

Diferentes grados de hemofilia A

ACTIVIDAD

- Manifestación clínica.

< 1 POR 100 DE FACTOR VIII

- Enfermedad severa.
- Hemorragias frecuentes desde recién nacidos.
- Deformidades articulares frecuentes.

1-5 POR 100 DE FACTOR VIII

- Enfermedad moderada.
- Hemorragias postraumatismos y ocasionales.
- Hemorragias espontáneas.

5-25 POR 100 DE FACTOR VIII

Enfermedad leve
- Hemorragia postraumatismo

¿Cómo se diagnostica?

El diagnóstico viene dado por la determinación de los niveles de factor VIII.

El tiempo de tromboplastina parcial activada está alargado mientras que el tiempo de protrombina es normal.

¿Cuál es su tratamiento?

El tratamiento consiste en la administración de preparados de factores.

El acetato de desmopresina puede aumentar ligeramente la síntesis de factor VIII.

Déficits de otros factores de la coagulación

Menos frecuentes y similares síntomas.

Paradójicamente en el déficit de fibrinógeno sólo se producen hemorragias importantes tras la cirugía.

RECUERDE

- La hemostasia es el proceso que se pone en marcha tras una hemorragia como medida para detenerla.

- La hemofilia se debe a un déficit de determinados factores de la coagulación (VIII o IX).

- La hemofilia es una de las más frecuentes enfermedades por alteración de la coagulación. Sus síntomas son las hemorragias.

SABÍA USTED QUE...

- La porta es la vena que lleva sangre al hígado.
- El corazón humano late más de 100.000 veces al día.
- El hombre tiene más de 5.400.000 glóbulos rojos.

TRATAMIENTO ANTICOAGULANTE Y ANTIAGREGANTE

TRATAMIENTO ANTICOAGULANTE

Antiagregantes plaquetarios

Se emplean en personas con problemas de corazón (infarto o angina previa).

Su principal problema son las posibles hemorragias y las molestias digestivas (dolor por úlceras, sangrado digestivo).

Actúan impidiendo la correcta agregación de las plaquetas, dificultando la formación de trombos.

Aspirina

Se emplea en:
- La prevención del infarto agudo de miocardio y las anginas.
- En personas con válvulas metálicas en el corazón cuando, a pesar de tratamiento, se forman trombos.
- Para prevenir episodios de trombosis cerebrales (ACV o Accidentes Cerebro-Vasculares).

Dipiridamol

Potencia el efecto de la aspirina. Pueden asociarse.

Ticlopidina

Anticoagulantes

Se emplean para:
- La prevención de trombosis (tanto en las piernas como en el pulmón).
- La prevención y tratamiento de trombos por enfermedades del corazón: arritmias (fibrilación auricular), válvulas cardiacas metálicas...

Heparina

Existen diversos tipos de heparina:

- Heparina sódica.
- Heparina cálcica.
- Heparinas de bajo peso molecular.

Las dos primeras (sódica y cálcica) se emplean por vía intravenosa y precisan controles frecuentes para ajustar las dosis a cada individuo particular.

Las heparinas de bajo peso molecular son más nuevas, se administran más fácilmente como inyecciones subcutáneas (igual que la insulina en los diabéticos) y no precisa controles para el ajuste de dosis. Son las más frecuentemente empleadas en la actualidad.

Los efectos secundarios de las heparinas son:

- Hemorragias.
- Plaquetopenia.
- Osteoporosis.
- Necrosis de la piel.
- Alopecia.
- Reacciones alérgicas.
- Otras.

En caso de necesitar revertir el efecto de la heparina existe un antídoto, el sulfato de protamina, sólo útil en caso de las heparinas cálcica o sódica.

Se emplea en el tratamiento o prevención de la trombosis (en piernas o pulmones), y también en el tratamiento del infarto o la angina.

Anticoagulantes orales

En España se emplea el acenocumarol.

Se emplea igual que las heparinas para el tratamiento de las trombosis.

También para la prevención de trombosis en personas con válvulas cardiacas metálicas.

Tienen la ventaja de la administración por vía oral pero el inconveniente de ser necesarios controles periódicos de coagulación para ajustar la dosis a cada individuo concreto.

Su efecto puede revertirse con vitamina K.

Cuando se inicia un tratamiento con anticoagulantes orales, los primeros días se debe emplear heparina ya que los anticoagulantes orales tardan en alcanzar dosis adecuadas en sangre.

La complicación más frecuente de su uso son las hemorragias. También pueden producir necrosis de la piel. No deben emplearse en el embarazo ya que pueden producir malformaciones en el feto.

Tratamiento trombolítico

Se emplea en situaciones agudas, de forma puntual.
Indicaciones:
- Tromboembolismo pulmonar masivo.
- Trombosis venosa profunda extensa.
- Trombosis de la vena central de la retina (> 4 horas).
- Trombosis de la arteria central de la retina (< 2horas).
- Embolismo arterial agudo (no accesible para cirugía).
- Infarto agudo de miocardio.

Se emplean como trombolíticos: la streptokinasa, la urokinasa, la rTPA...

Actualmente se emplea de forma experimental y sólo en centros preparados para ello, en el tratamiento de las trombosis cerebrales.

Los resultados son esperanzadores pero son muchos los riesgos de hemorragia.

Existen una serie de contraindicaciones, absolutas y relativas, para el uso de tratamiento trombolítico.

Contraindicaciones para la trombolisis

ABSOLUTAS
- Hemorragias activas en el momento del tratamiento.
- Accidente cerebrovascular reciente.
- Cirugía reciente

RELATIVAS
- Cirugía reciente, parto, traumatismo, hipertensión arterial severa o biopsia reciente.

• Endocarditis, alteración del riñón, enfermedad hepática, tener más de 75 años...

TRATAMIENTO ANTICOAGULANTE

Su nivel en sangre se controla mediante un parámetro llamado TTPA (tiempo de tromboplastina parcial activada). Las nuevas heparinas llamadas heparinas de bajo peso molecular no precisan control de niveles.

Tiempo de protombina	Vía extrínseca. Control de tratamiento con anticoagulantes orales.
TIPA	Vía intrínseca. Control de tramiento con hemarina.
Tiempo de trombina	Mide la actividad del fibrógeno.

Vía intrínseca
(TTPA)

Vía extrínseca
(Tiempo de protrombina)

FactorXII
Factor XI
Factor IX

Factor III

Vía común

Factor VIII
Factor X
Factor V

Protrombina

Trombina (II)
I
I

Fibrinógeno .... Fibrina .... (Factor XIII) .... Coágulo

Los anticoagulantes orales (warfarina, acenocumarol), se administran por vía oral. Actúan inhibiendo el efecto de la vitamina K y, por tanto la síntesis de factores de la coagulación en el hígado (II, VII, IX y X).

Los niveles de anticoagulantes en sangre se miden mediante un parámetro llamado INR.

COAGULACIÓN INTRAVASCULAR DISEMINADA

¿Qué es la coagulación intravascular?

Consiste en un activación excesiva de la coagulación sanguínea, lo que ocasiona trombosis.

Con el tiempo, se van consumiendo los factores de la coagulación y aparece el fenómeno contrario, esto es, las hemorragias.

También se produce hemólisis como consecuencia de la formación de coágulos en los vasos sanguíneos de menor tamaño.

¿Qué vemos en un análisis de sangre?

- Bajo número de plaquetas.
- Prolongación de los tiempos de protrombina y tromboplastina parcial activada.
- Descenso de los factores de coagulación.

¿Cuándo ocurre?

- En infecciones.
- En problemas ginecológicos (aborto, etc.).
- En tumores (leucemias agudas promielocíticas).
- En traumatismos.

¿Cuál es su tratamiento?

- La heparina para evitar las trombosis.
- Plasma fresco en caso de que exista consumo de factores o hemorragias.

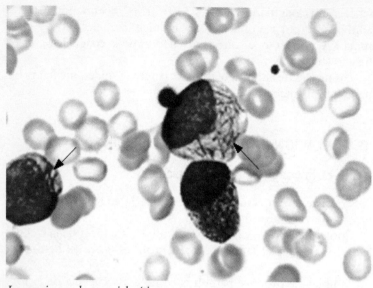

Leucemia aguda promielocítica.

PÚRPURA TROMBOPÉNICA IDIOPÁTICA (PTI)

¿Qué es la PTI?

Es una trombopenia de origen inmunológico.

La causa de su aparición es desconocida (de ahí el nombre de idiopática).

Tipos

Existen dos formas:

AGUDA

- Ocurre en la infancia.
- Sexo masculino y femenino.
- Suele desencadenarse tras una infección viral.
- La recuperación es espontánea.
- No es preciso tratamiento.

CRÓNICA

- Adultos jóvenes.

- Mujeres.
- No recuperación espontánea en un 90 por 100 de los casos, frecuentes reapariciones.

¿Cómo se diagnostica?

Descartando otras posibles causas de trombopenia.

¿Cuál es su tratamiento?

El primer paso son los corticoides.
Si fracasan, es ser útil quitar el bazo (allí se destruyen las plaquetas.
Si esto no funciona, se usan fármacos que supriman la respuesta inmune.

PÚRPURA TROMBOPÉNICA TROMBÓTICA (PTT)

¿Qué es la PTT?

Una trombopenia de causa desconocida.

¿Cuáles son sus síntomas?

- Trombopenia con sangrados.
- Anemia hemolítica.
- Fiebre.
- Afectación del riñón.
- Afectación del sistema nervioso.

Edad y sexo

Es más frecuente en mujeres de edad media.

¿Cuáles son sus causas?

Sus causas son desconocidas.

¿Cómo se diagnostica?

Son precisas biopsias de piel, encías, músculo o médula ósea.

¿Cuál es su tratamiento?

Una técnica llamada plasmaféresis (extracción de sangre y filtrado).

Existe una variante de la PTT en niños, llamada síndrome hemolítico urémico (SHU).

	SHU	PIT
Edad	Niños	Adultos
Afectación predominante	Riñón	Sistema nervioso
Trombopenia	Ligera	Más intensa
Relación entre una infección viral previa	Sí	No

PTI aguda	PTI crónica
Comienzo agudo	No agudo
2-8 años de edad	Todas las edades
Hombres = Mujeres	Mujeres/Hombres 3:I
<20.000 plaquetas	20-80.000
Durción de plaquetopenia < 6 meses	> 6 meses
Frecuente remisión espontánea	Rara remisión
Frecuente infección viral previa	Rara infección viral previa

Antiagregantes plaquetarios

- Ácido acetil salicílico.
- Dipiridamol.
- Ticlopidina.

Tratamiento	Efecto	Control	Antídoto	Efec. secund.
Heparina	Aumenta la actividaad de antitrombina	Por TTPA (1,5-2 control)	Sulfato de protamina	Hemorragias Trombopenia Trombosis (paradójico) Alergia Osteoporosis Necrosis cutánea
Anticoagulantes oraes	Inhibe la síntesis de factores vitamina K dependientes	Por el tiempo de protrombina (1,5-2 del control) o INR (2-3 del control)	Vitamina K y plasma	

RECUERDE

- Los antiagregantes impiden la agregación de las plaquetas para formar coágulos. Se emplean en personas con problemas de corazón. Son la aspirina la ticlopidina o el dipiridamol.

- Los anticoagulantes se emplean en la prevención y tratamiento de las trombosis. Son la heparina y los anticoagulantes orales.

- Los trombolíticos se emplean en determinadas ocasiones para deshacer un trombo ya formado.

- La coagulación intravascular diseminada (CID) consiste en una excesiva activación de la coagulación. Ocurre en caso de infecciones graves y tumores por ejemplo.

- La PTI es una trombopoenia de causa inmunológica.

- La PTT es una trombopenia de causa desconocida.

INFECCIONES EN SITUACIONES CLÍNICAS ESPECIALES

EL HUÉSPED INMUNODEPRIMIDO

Un huésped puede estar inmunodeprimido si está deprimida su inmunidad inespecífica o específica para un microorganismo.

Los microorganismos aprovechan cualquier oportunidad para producir una infección.

Cuando se produce una rotura en la barrera cutáneo-mucosa penetran los gérmenes que allí viven (estafilococos, estreptococos).

Cuando hay leucopenia, por ejemplo tras quimioterapia, invade un gran número de gérmenes que habitualmente no son patógenos ya que los neutrófilos los frenan.

Entre estos gérmenes, muy frecuentemente se encuentran setafilococos, estreptococos y bacilos intestinales (gram negativos).

Existe otro elemento de defensa llamado complemento, que actúa destruyendo bacterias, como son las neisserias (grupo donde se incluye el gonococo y el meningococo).

Para destruir bacterias que poseen cápsula protectora es necesario que se fijen anticuerpos a la bacteria y que actúen monocitos (macrófagos) del bazo. Si no hay bazo o disminuyen los anticuerpos, se producen infecciones por gérmenes encapsulados (meningococo, neumococo y *Haemophilus influenzae*). Los linfocitos T destruyen las células invadidas por gérmenes; en los procesos en los que se alteran los linfocitos T (SIDA), aumentan estas infecciones.

INMUNIDAD INESPECÍFICA

BARRERA FÍSICA (PIEL)

Staphylococcus + Streptococus

DISFUNCIÓN DE MACRÓFAGOS
(POR FALTA DE BAZO O NO)

- Encapsulados

NEUTROPENIA

- Saprofitos

COMPLEMENTO BAJO

- Neisserias

Inmunidad específica

HUMORAL (LINFOCITOS B Y ANTICUERPOS)

- Encapsulados

CELULAR (LINFOCITOS T)

- Crecimiento intracelular

RECUERDE

- Inmunodeficiencia es el incorrecto funcionamiento del sistema inmune.

- Puede existir inmunodeficiencia de forma congénita o puede ser secundaria a infecciones (VIH) o a tumores (por el propio tumor o por el tratamiento con quimioterapia.

TRATAMIENTO CON QUIMIOTERAPIA

¿QUÉ ES LA QUIMIOTERAPIA?

La posibilidad de curación de las personas con tumores de la sangre, enfermedades consideradas fatales irremediablemente hace tan sólo unas décadas, es ahora un hecho comprobado.

Este enorme avance ha sido posible gracias a:

- Un mayor conocimiento de las enfermedades tumorales y el comportamiento de las células tumorales.
- El descubrimiento de tratamientos eficaces (como la quimioterapia).
- El desarrollo de medidas de soporte para contrarrestar los efectos deletéreos de la propia enfermedad y el tratamiento quimioterápico.

CLASIFICACIÓN DE LOS MEDICAMENTOS QUIMIOTERÁPICOS

Se dividen en diversos tipos según su mecanismo de acción:
- Alquilantes.
- Antimetabolitos.
- Derivados de las plantas.
- Antibióticos antitumorales.
- Hormonas.
- Otros.

TOXICIDAD DE LOS TRATAMIENTOS QUIMIOTERÁPICOS

El mecanismo de acción de la mayoría de los quimioterápicos se basa en su potencial capacidad para dañar la reproducción de las células tumorales (en un tumor existe una incontrolada reproducción celular).

Desafortunadamente el efecto tóxico de los quimioterápicos no sólo se produce sobre las células tumorales, sino que afecta también a las células sanas, aunque en menor medida.

Los tejidos sanos más afectados son tejidos cuyas células están en continua renovación, como son la piel, las mucosas, la médula ósea, y las células reproductoras.

MIELOSUPRESIÓN

Los quimioterápicos lesionan preferentemente las células precursoras de la médula ósea, respetando, teóricamente a las células ya maduras.

Como consecuencia del tratamiento, se frena súbitamente la producción de las células de la sangre, con la consiguiente disminución de las tres series celulares en sangre (pancitopenia).

La intensidad, rapidez de instauración y duración de la afectación medular es variable para cada quimioterápico y depende de muchos factores.

Una vez administrado el quimioterápico, se produce una parada en la producción de plaquetas pero la plaquetopenia se manifiesta a los siete días del tratamiento ya que la vida media de las plaquetas es de nueve días aproximadamente.

Igualmente, la disminución de granulocitos se hace evidente entre los nueve y diez días tras el inicio de tratamiento ya que aunque la vida media de los granulocitos es de horas, existe reserva en la médula ósea suficiente para nueve o diez días.

Como la vida media de los hematíes es de 120 días, la anemia es lo último que aparece.

La supresión medular es el efecto secundario más importante de todos los quimioterápicos, aunque el grado de supresión depende del tipo de tratamiento.

La supresión medular depende de la dosis empleada. Con las dosis habitualmente empleadas en los ciclos de quimioterapia, la función medular se recupera entre cuatro y seis semanas tras el tratamiento.

Algunos fármacos tienen efecto acumulativo y pueden producir daño medular de larga duración e incluso pueden inducir al desarrollo de tumores secundarios.

En algunos casos, para no provocar una aplasia medular irreversible, se precisa un tratamiento de rescate mediante transplante de médula ósea.

PIEL Y MUCOSAS

La quimioterapia puede producir pérdida total o parcial de pelo.

La alopecia, aunque transitoria, es un efecto secundario de enorme trascendencia psicológica, que, en ocasiones, provoca el rechazo del paciente al tratamiento. Suele aparecer entre las tres y las ocho semanas de tratamiento.

Los corticoides, también empleados como tratamiento pueden producir estrías en la piel, hinchazón de la cara (cara de luna llena) y aumento de vello corporal.

Puede aparecer hiperpigmentación de la piel, alergias o destrucción de la piel (necrosis).

Puede producirse inflamación de mucosas y úlceras.

Pueden aparecer diarrea, estreñimiento, dolor al tragar y dificultad para tragar, sangrados...

EFECTO SOBRE LA FERTILIDAD

Se puede anular o disminuir la producción de esperma y provocar esterilidad en los hombres.

En las mujeres es más difícil ya que las células para la reproducción se forman en el nacimiento y no se producen continuamente como los espermatozoides y, por eso, no son tan sensibles a la acción de los quimioterápicos.

OTROS EFECTOS SECUNDARIOS

Náuseas, vómitos, neuropatía, diabetes, pancreatitis, úlceras, conjuntivitis, obesidad...

Cabe concluir que los tratamientos quimioterápicos provocan múltiples efectos secundarios que pueden incluso ocasionar la muerte del enfermo.

También es importante destacar las alteraciones psicológicas que estos tratamientos tienen sobre el paciente y su familia. Es necesario considerar en ocasiones la necesidad de tratamiento por depresión o por otros trastornos de comportamiento.

TRATAMIENTO DE SOPORTE

Es al tratamiento que permite contrarrestar los efectos tóxicos de la quimioterapia.

Mielosupresión

Es la complicación más grave. Su tratamiento es el siguiente:

ANEMIA

Se corrige gracias a la transfusión de sangre. Lo mejor sería mantener la hemoglobina por encima de 9.

HEMORRAGIAS

Transfusión de plaquetas, evitar fármacos que alteren la función de las plaquetas...

INFECCIONES

Son una importante causa de muerte y complicaciones en el tratamiento de tumores.

Medidas preventivas contra las infecciones en pacientes en tratamiento quimioterápico, inmunodeprimidos

DISMINUIR LAS FUENTES EXTERNAS DE INFECCIÓN

Aire
- Aislamiento en habitaciones individuales estériles o con aire filtrado.

Alimento y bebida
- Dieta estéril o con bajo contenido en bacterias.

Contactos
- Lavado de manos antes de ver al enfermo, uso de mascarillas y batas.

DISMINUIR FUENTES INTERNAS DE INFECCIÓN
- Limpieza piel.
- Anti-hongos.

- Anti-infecciones virales.
- Antibióticos como descontaminantes .

AUMENTAR LOS MECANISMOS DE DEFENSA

- Vacunas.
- Nutrición.
- Otros.

Mucositis

Higiene oral con antisépticos y antihongos o anti-virus.
Si no comen como consecuencia de las molestias por la mucositis, nutrición a través de una vía.

Alopecia

No existe tratamiento útil para evitarlo.

Náuseas y vómitos

Existen diversos tratamientos para evitar los vómitos.

Síndrome de lisis tumoral

Se llama así a todas las alteraciones que se producen como consecuencia de la destrucción celular masiva que ocurre en los tumores de crecimiento rápido o los tumores voluminosos.

Apoyo nutricional

Los pacientes con tumores precisan en ocasiones un apoyo nutricional debido a la malnutrición por la enfermedad y la toxicidad de los fármacos.

Existen suplementos nutricionales en forma de batidos o gelatinas. En casos de imposibilidad para la deglución se emplea nutrición parenteral.

Vías venosas. Catéteres centrales

Los catéteres centrales son esenciales para el tratamiento de soporte. Es necesario emplearlas en personas que precisen la administración frecuente de ciclos de quimioterapia, la realización frecuente de análisis (como es el caso de todos los enfermos hematológicos) o necesidad de nutrición parenteral.

Apoyo psicológico

Es fundamental el apoyo psicológico a los pacientes y a sus familiares. Con frecuencia los pacientes sometidos a tratamiento con quimioterapia sufren episodios de depresión o crisis de ansiedad, que deben tratarse adecuadamente.

RECUERDE

- La quimioterapia consiste en el tratamiento mediante determinados fármacos con objeto de detener o ralentizar el crecimiento y multiplicación de las células tumorales.

- La quimioterapia tiene un importante efecto tóxico sobre las células no tumorales, sobre todo sobre los precursores de la médula ósea (mielosupresión).

- La quimioterapia puede producir mielosupresión, efectos sobre piel y mucosas (caída de cabello, descamación...), esterilidad, molestias digestivas...

- Se llama tratamiento de soporte al tratamiento que se emplea para contrarrestar los efectos negativos de la quimioterapia.

INFECCIONES VIRALES
DE LOS LINFOCITOS

Entre ellas destacamos:

MONONUCLEOSIS INFECCIOSA

Es la infección por el virus de Epstein-Barr.

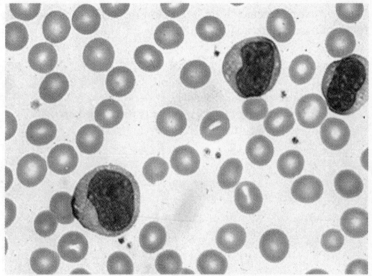

Linfocitos anómalos en la mononucleosis infecciosa.

¿Cuáles son sus síntomas?

Tras un período de incubación de cuatro a ocho semanas, aparece fiebre, malestar general y dolor de garganta.

Existen grandes adenopatías en el cuello y en la nuca. También aparecen en axilas e ingles.

El dolor de garganta se debe a una faringoamigdalitis.

Suele presentarse con aumento de tamaño de hígado y bazo, lo que puede ocasionar dolor abdominal y, en los casos más graves, rotura de bazo.

Es típica la aparición de una reacción cutánea que suele producir intenso picor, en caso de tratamiento con antibióticos (amoxicilina). En tres semanas suele resolverse el cuadro espontáneamente.

¿Cómo se diagnostica?

Por la clínica y la determinación de anticuerpos contra el Epstein-Barr.

Suele existir afectación de la función del hígado (aumento de transaminasas en los análisis).

¿Cuál es su tratamiento?

- Se resuelve espontáneamente.
- Se recomienda reposo para evitar la rotura de bazo.
- Analgésicos y antitérmicos.

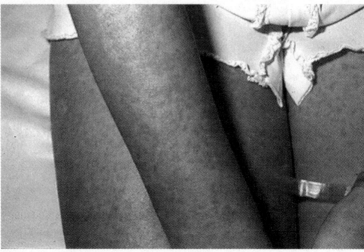

Erupción cutánea de la mononucleosis infecciosa.

Linfoma de Burkitt

Ver apartado de linfomas.

Complicaciones de la mononucleosis infecciosa

- Rotura de bazo (menos del 1 por 100).
- Complicaciones neurológicas.
- Complicaciones hematológicas:

  –Anemia hemolítica.
  –Plaquetopenia.
  –Neutropoenia.
  –Anemia aplásica.

- Hepatitis.
- Complicaciones cardiacas:

  –Pericarditis.
  –Miocarditis.

- Pulmonares.

INFECCIÓN POR CMV (CITOMEGALOVIRUS)

¿Qué es el citomegalovirus?

El citomegalovirus pertenece a los herpes virus.

Formas de infección

INFECCIÓN CONGÉNITA POR CMV

Ocurre en caso de infección de la madre durante el embarazo.
Los niños pueden presentar graves lesiones del sistema nervioso, aumento de hígado y bazo, anemia hemolítica, cabeza pequeña, plaquetopenia, calcificaciones en el cerebro, retraso en el crecimiento...

SÍNDROME MONONUCLEÓSICO POR CMV

En adultos jóvenes sexualmente activos.
Se caracteriza por fiebre alta, malestar general, dolores musculares, dolor de cabeza y aumento del tamaño del bazo.

Es frecuente la hepatitis y raras las adenopatías en cuello y la faringitis.

Suele resolverse espontáneamente. A veces se complica con afectación del corazón o del sistema nervioso.

INFECCIÓN POR CMV EN INMUNODEPRIMIDOS

Sobre todo entre el primer y tercer mes de un transplante.

El órgano trasplantado es especialmente vulnerable al CMV.

¿Cómo se diagnostica?

Por determinación del virus en un análisis de sangre.

¿Cuál es su tratamiento

Ninguno en un individuo sano.

En inmunodeprimidos, es aconsejable un tratamiento antiviral (Ganciclovir).

INFECCIONES POR RETROVIRUS

Incluye la infección por el virus HTLV-I y el VIH o virus del SIDA.

HTLV-I

Produce dos enfermedades: leucemia-linfoma T del adulto y paraparesia espástica tropical.

Leucemia-linfoma T del adulto

Ver linfomas.

Paraparesia espástica tropical

Cursa con afectación del sistema nervioso con dificultad para caminar y deterioro del nivel de conciencia.

VIH

El virus VIH o virus del SIDA infecta selectivamente a los linfocitos T.

El efecto que produce es una inmunodeficiencia progresiva, lo que produce elevado número de complicaciones infecciosas y una mayor predisposición a desarrollar tumores.

Complicaciones infecciosas por el VIH

	Gérmenes	Síntomas
Virus	CMV Epstein-Bar Herpes simple Herpes zoster Papovavirus	Neumonía, afectación del sistema nervioso (encefalitis), linfomas Ampollas en labios... Lesiones muy dolorosas en la piel Afectación del sistema nervioso
Hongos	Candida Cryptococcus Hystoplasma Aspergillus	Infección de piel y mucosa, inflamación del esófago (dolor al tragar) Meningitis Afecta a todo el cuerpo Infección pulmonar grave
Protozoos	P. carinii Toxoplasma Cryptosporidium Leishmania	Neumonía, afectación del ojo Encefalitis Inflamación intestinal
Microbacteria	MAI M. tuberculosis	Infección diseminada Infección diseminada
Bacterias	Nocardia Legionella Salmonella	Neumonía Neumonía Sepsis

RECUERDE

- La mononucleosis infecciosa es la infección por el virus de Epstein-Barr. Produce adenopatías, y aumento del hígado y el bazo. Puede resolverse sin tratamiento.

- El linfoma de Burkitt se relaciona con la infección por el Epstein-Barr.

- El CMV es un virus de la familia de los herpes virus. Puede producir grave daño en pacientes inmunodeprimidos o durante el desarrollo fetal.

- La leucemia-linfoma T del adulto se ha relacionado con el virus HTLV-I.

- El virus VIH afecta selectivamente a los linfocitos T.

EL BAZO

¿QUÉ ES EL BAZO?

Es un órgano de unos 150 gramos localizado en el lado izquierdo del abdomen, debajo del diafragma.
Pertenece a los órganos linfoides.

¿PARA QUÉ SIRVE?

El bazo tiene diversas funciones.

FUNCIONES

- Hematopoyética.
- Hemoclástica.
- Inmunológica.
- De aclaramiento.
- De reserva hematopoyética.

Función hematopoyética

Participa en la hematopoyesis durante el desarrollo embrionario.

Función hemoclástica

Se destruyen aquí los hematíes envejecidos o anormales.

Función inmunológica

Participa en la síntesis de anticuerpos y otros elementos del sistema inmune.

Función de aclaramiento

De la sangre, de todo tipo de partículas y microorganismos.

Función de reserva hematopoyética

Órgano de reserva de células de la sangre (plaquetas y neutrófilos).

ESPLENOMEGALIA

Consiste en el aumento de tamaño del bazo (por encima de 250 gramos en adultos).

Numerosas enfermedades cursan con esplenomegalia.

Enfermedades que cursan con esplenomegalia

ANEMIAS HEMOLÍTICAS CONGÉNITAS

- Esferocitosis.
- Drepanocitosis.
- Talasemias.

INFECCIONES

- Mononucleosis infecciosa.
- Sepsis.
- Endocarditis.
- Tuberculosis.
- Brucelosis.
- Malaria.
- Leishmaniasis.
- Hepatitis.
- SIDA
- Sífilis.
- Hidatidosis.

ENFERMEDADES INMUNOLÓGICAS

- Artritis reumatoide.
- Lupus.
- Anemias hemolíticas.

ESPLENOMEGALIAS CONGESTIVAS

- Cirrosis hepática.

- Trombosis venosas.
- Insuficiencia cardiaca.

ENFERMEDADES INFILTRATIVAS

Benignas

- Amiloidosis.
- Enfermedades de depósito.
- Quistes.

Malignas

- Leucemias.
- SMP.
- Linfomas.
- Metástasis.
- Tumor de bazo.

Miscelánea

- Enfermedades del tiroides.
- Anemia ferropénica.
- Anemia megaloblástica.
- Idiopática.

HIPERESPLENISMO

Se define como un aumento en la función del bazo.
Se caracteriza por:
- Esplenomegalia.
- Disminución de las tres series celulares en sangre.
- Hiperplasia da la médula ósea.
- Corrección de las anomalías al quitar el bazo.

HIPOESPLENISMO

Se define así a la disminución o ausencia de la función del bazo.

Las causas son múltiples:

ESPLENECTOMÍA

- Por irradiación del bazo.
- Por anemia de células falciformes.
- Por trombocitosis esencial.
- Por trombosis.
- Por amiloidosis.
- Congénito.
- Tumores y quistes.

TRASTORNOS AUTOINMUNES

- Lupus.
- EICH
- Sarcoidosis.
- Colitis ulcerosa.
- Enfermedad celiaca.
- Enfermedades del riñón (glomerulonefritis).

ESPLENECTOMÍA

La resección quirúrgica del bazo se realiza en los siguientes casos:

- Esferocitosis hereditaria.
- Hiperesplenismo.
- Para el diagnóstico o estadiaje de las enfermedades hematológicas.
- Por rotura o trombosis.
- Para evitar síntomas por compresión de otros órganos.

RECUERDE

- El bazo es un órgano linfoide situado en el abdomen. Participa en la hematopoyesis y en la destrucción de los hematíes.

- La esplenomegalia es el aumento del tamaño del bazo.

- El hiperesplenismo es el aumento de la función del bazo.

- La esplenectomía es la resección quirúrgica del bazo.

- El hipoesplenismo es la disminución o ausencia de la función del bazo.

INMUNODEFICIENCIAS

Son una serie de enfermedades producidas por fallos más o menos extensos de la respuesta inmune.

Entre sus tipos, se distingue entre inmunodeficiencias primarias y secundarias, específicas e inespecíficas, celulares y humorales..

FRECUENCIA

En general son enfermedades bastante raras, excepto la inmunodeficiencia de IgA que se da en una de cada 400 o 2.000 personas.

¿CUÁLES SON SUS CAUSAS?

Algunas son congénitas (hereditarias), otras son adquiridas y, hay un grupo de causas no conocidas (idiopáticas).

CONGÉNITAS

Hereditarias.

ADQUIRIDAS

No hereditarias (por ejemplo, el SIDA).

ESPECÍFICAS

Están alterados mecanismos inmunológicos específicos.

INESPECÍFICAS

Están alterados mecanismos inmunológicos no específicos.

CELULARES

El sistema alterado son las células de la respuesta inmune.

HUMORALES

Está afectado el sistema inmune no celular.

COMPLICACIONES EN LAS INMUNODEFICIENCIAS

TUMORES

- El riesgo estimado de tumores es de hasta 10.000 veces más de lo que correspondería a un individuo sano.

FENÓMENOS AUTOINMUNES

- Enfermedades reumatológicas, anemia hemolítica...

ENFERMEDADES ALÉRGICAS

- Sobre todo alergias cutáneas. Aparecen eczemas, urticaria, asma...

¿CUÁLES SON SUS SÍNTOMAS?

El síntoma más frecuente y característico es la infección.

En algunos tipos de inmunodeficiencia los síntomas son muy precoces, aparecen desde el inicio, al nacimiento (formas combinada y severa).

En otros tipos (humorales) se retrasa hasta los 5 o 6 meses de edad debido a que la lactancia protege por el paso de inmunoglobulinas maternas a través de la leche (Ig G).

Cuando el defecto inmunitario es parcial, como en la inmunodeficiencia por déficit de Ig A o Ig G, las infecciones pueden tarda en aparecer incluso hasta la edad adulta.

¿QUÉ INFECCIONES PRODUCE?

Depende del tipo de inmunodeficiencia.

En las inmunodeficiencias humorales, como la Ig A son frecuentes las infecciones en oído y aparato respiratorio.

En las inmunodeficiencias celulares predominan las infecciones cutáneas, digestivas y del sistema nervioso.

Severidad

La gravedad de las infecciones depende de la magnitud de la inmunodeficiencia.

Germen causante de la infección

En las formas celulares existe predisposición para las infecciones por gérmenes oportunistas (CMV, *P. carinii*...), similares a los gérmenes causantes de infecciones en las personas en tratamiento con quimioterapia.

¿CÓMO SE DIAGNOSTICA?

Por la clínica, el carácter hereditario de muchas y por pruebas de determinación de inmunoglobulinas, respuesta a anticuerpos, pruebas cutáneas...

CLASIFICACIÓN

INMUNODEFICIENCIAS CONGÉNITAS

- Inmunodeficiencia variable común.
- Inmunodeficiencia producida por déficit de complemento (C1 a C9).
- Deficiencia de Ig A.
- Inmunodeficiencia combinada severa (linfocitos B y T).
- Ataxia-telangectasia.
- Déficit de adenosín deaminasa.
- Inmunodeficiencia variable común.
- Déficit de inhibidor C1.
- Déficit de Ig A.
- Agamaglobulinemia.
- Síndrome de Wiskott-Aldrich.
- Inmunodeficiencia combinada severa (linfocitos T).
- Granulomatosis crónica.

¿Cuál es su tratamiento?

Para la mayoría no existe tratamiento o el tratamiento es muy costoso.

Con bastante frecuencia, la corrección definitiva precisa un transplante.

PROFILAXIS

La única forma eficaz es el aislamiento en cámaras estériles desde el nacimiento (son los llamados niños burbuja) y el cumplimiento del calendario vacunal.

La profilaxis con antibióticos no es útil porque facilita otras infecciones (por hongos...).

En la actualidad existen preparados de inmunoglobulinas para el tratamiento de inmunodeficiencias humorales.

En algunos enfermos se consigue la corrección completa del problema inmunitario mediante un transplante de médula ósea.

PRINCIPALES INMUNODEFICIENCIAS

Agammaglobulinemia

Por ausencia de inmunoglobulinas del tipo Ig A, Ig M e Ig G.

Los síntomas no aparecen hasta al año de edad porque previamente están protegidos por las inmunoglobulinas de la madre que pasan a través de la placenta.

Se caracteriza por las frecuentes infecciones respiratorias y por la mayor susceptibilidad a determinados virus, con la aparición de artritis, dermatitis, hepatitis... y cualquier otro proceso inflamatorio-infeccioso en cualquier localización.

El tratamiento se realiza con inmunoglobulinas Ig G.

La incidencia de tumores no es tan elevada como en otras inmunodeficiencias.

Déficit aislado de Ig A

Es una inmunodeficiencia hereditaria pero existen casos secundarios a medicamentos.

Cursa con infecciones respiratorias y mayor predisposición a presentar convulsiones febriles (en relación con la fiebre), alergias, enfermedad celiaca, fenómenos autoinmunes...

Hipogammaglobulinemia transitoria del lactante

En un recién nacido existe una hipogammaglobulinemia transitoria (disminuyen las inmunoglobulinas) a los 4-6 meses por pérdida de las inmunoglobulinas maternas al abandonar la lactancia y todavía la escasa producción propia.

En algunos niños esta situación se prolonga hasta los 3 o 4 años.

Rara vez precisan tratamiento.

Inmunodeficiencia combinada y severa

Es una inmunodeficiencia muy grave que afecta a la inmunidad celular y a la síntesis de anticuerpos.

Existen dos tipos:

- Defectos de linfocitos T y B.
- Defecto de linfocitos T solamente.

Estos enfermos padecen infecciones de la piel, digestivas, respiratorias y del sistema nervioso desde los primeros días de vida.

Existe retraso en el crecimiento y son frecuentes las neumonías por gérmenes oportunistas (*P. carinii*).

Síndrome de Wiskott-Aldrich

Se llama así a la asociación de una reacción en la piel llamada dermatitis atópica, plaquetopenia e inmunodeficiencia mixta (humoral y celular) progresiva.

Las infecciones afectan predominantemente al oído y al aparato respiratorio pero pueden tardar años en aparecer.

Las hemorragias por la plaquetopenia, aparecen desde el principio.

La dermatitis atópica es una reacción alérgica en la piel que mejora con corticoides.

El pronóstico de esta enfermedad es fatal.

Fallecen entre los 8 y los 10 años de edad debido a las infecciones, las hemorragias o los tumores hematológicas (para los que tienen mayor predisposición).

Síndrome de Di George

Esta inmunodeficiencia no es hereditaria. Se debe a alteraciones en el período de desarrollo del embrión humano. Es una deficiencia de linfocitos T, que no encuentran el timo para su maduración.

Se caracteriza por la ausencia del timo y la glándula paratiroides además de malformaciones de la glándula tiroides, el corazón y sus vasos, y el esófago.

Son niños con un aspecto característico: orejas caídas, boca pequeña en forma de pez...

Niños con malformaciones del corazón y sus vasos a veces incompatibles con la vida.

A veces no se forma el esófago.

Granulomatosis crónica

Se caracteriza por la formación de masas llamadas granulomas en diferentes órganos.

Las infecciones aparecen pronto, durante la lactancia, en esta inmunodeficiencia que se debe a una alteración de las células monocitos-macrófagos.

Existen frecuentes infecciones (por Staphilococos), hígado bazo grande, adenopatías, neumonías...

El tratamiento consiste en la profilaxis con antibióticos.

El transplante de médula ósea presenta muchas complicaciones.

Deficiencia del complemento

Hay deficiencias de cada uno de los elementos del complemento cuyos síntomas son muy distintos.

Son enfermedades hereditarias que suelen cursar con infecciones.

El germen predominante depende del elemento del complemento que sea deficitario.

RECUERDE

- Las inmunodeficiencias son enfermedades producidas por fallos en la respuesta inmunológica o respuesta defensiva del organismo.

- Pueden producirse inmunodeficiencias congénitas o adquiridas.

- Las complicaciones de las inmunodeficiencias son los tumores las infecciones, y los fenómenos inmunológicos y alérgicos.

- Son ejemplos de inmunodeficiencias la agammglobuline-mia, el déficit de IgA, la hipogammaglobulinemia, S. Wis-kott-Aldrich...

GLOSARIO

A

adrenalina - se trata de una sustancia química liberada por la glándula adrenal (órgano que se encuentra encima del riñón), que aumenta la velocidad y fuerza de los latidos del corazón. Abre las vías aéreas para mejorar la respiración y estrecha los vasos sanguíneos de la piel y el intestino de modo que aumenta el flujo de sangre que llega a los músculos y les permite hacer frente a las demandas del ejercicio.

alérgeno - la sustancia que desencadena una reacción alérgica.

alergia - una respuesta inmunológica anormal, adquirida frente a una sustancia que puede causar una amplia variedad de reacciones inflamatorias.

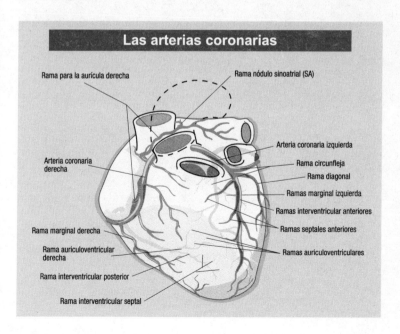

Las arterias coronarias

Rama para la aurícula derecha

Rama nódulo sinoatrial (SA)

Arteria coronaria izquierda

Arteria coronaria derecha

Rama circunfleja

Rama diagonal

Ramas marginal izquierda

Ramas interventricular anteriores

Ramas septales anteriores

Rama marginal derecha

Rama auriculoventricular derecha

Ramas auriculoventriculares

Rama interventricular posterior

Rama interventricular septal

anafilaxis (también llamado choque anafiláctico.) - una reacción alérgica repentina, grave y que pone en peligro la vida, causada por una alergia alimenticia, picaduras de insectos o medicamentos. Los síntomas pueden incluir ronchas, hinchazón (especialmente de los labios y la cara), dificultad al respirar (ya sea debido a la inflamación de la garganta o a una reacción asmática), vómitos, diarrea, calambres y bajada de la presión de la sangre.

anemia - consiste en la disminución de la hemoglobina en sangre.

antibiótico - medicamento empleado para combatir las infecciones por bacterias.

anticuerpo (También llamado inmunoglobulina.) - una proteína fabricada por los linfocitos (un tipo de glóbulos blancos), para neutralizar o destruir un antígeno o proteína extraña. Muchos tipos de anticuerpos son protectores, sin embargo, la formación excesiva o inapropiada de anticuerpos puede llevar a una enfermedad.

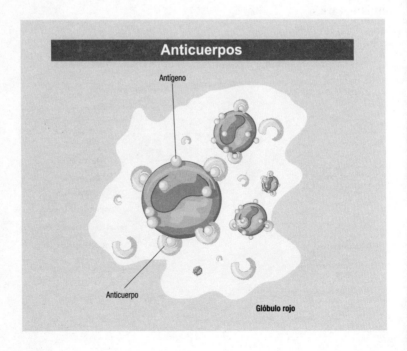

Anticuerpos

Antígeno

Anticuerpo

Glóbulo rojo

Representación del sistema arterial humano

A. meníngea media
A. maxilar
A. carótida ext.
A. carótida int.
A. lingual
A. facial
A. subclavia
A. toácica int.
Aa. circunfleja humeral
A. axilar
R. subescapular
A. torácica lateral
Aa. intercostales
A. braquial
A. torácica int.
A. hepática común
A. subcostal
Porción abdominal de la aorta
A. radial
A. cubital
A. epigástrica inf.
Arco plamar port.
Arco plamar superf.
A. sacra med.
A. ilíaca interna
A. poplítea
A. tibial ant.
A. tibial post.
A. peronea
A. dorsal del pie
A. dorsales del metatarso

Porción transversaria de la A. vertebral
A. carótida común
A. carótida común
Tronco branquiocefálico
A. acromiotorácica
Arco aórtico
Porción torácica de la aorta
A. epigástrica sup.
Tronco celíaco
A. gástrica inq.
A. esplénica
A. mensentérica Sup.
A. renal
A. testicular
A. lumbares
A. mensentérica if.
A. epigástrica inf.
A. iliaca común
A. iliaca ext.
A. glútea sup.
A. circufleja femoral med.
A. obturatriz
A. femoral
A. femoral prof.
A. perforante
A. perforante
A. perforante
A. descendete de la rodilla

antígeno - una sustancia que puede desencadenar una respuesta inmunológica y provocar la producción de anticuerpos como parte de la defensa del cuerpo frente a la infección y la enfermedad.

aplasia medular - déficit de los componentes de la médula ósea.

arteria - vaso que conduce sangre desde el corazón hacia el resto del cuerpo.

asma - una enfermedad pulmonar inflamatoria crónica, caracterizada por problemas respiratorios recurrentes normalmente desencadenados por alérgenos (infección, ejercicio, aire frío y otros factores también pueden ser desencadenantes).

asma extrínseca - asma desencadenada por una reacción alérgica, usualmente a algo inhalado.

asma intrínseca - asma que no tiene causa externa aparente.

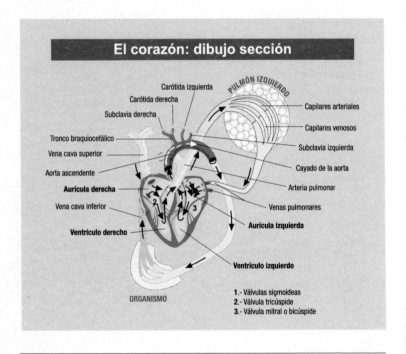

El corazón: dibujo sección

B

bacteria - microorganismo unicelular sin núcleo, causante de enfermedades.

beriberi - enfermedad por déficit de vitamina B1.

broncodilatadores - un grupo de medicamentos que ensanchan las vías aéreas en los pulmones.

bronquio - cualquiera de los conductos de aire más grandes que conectan la tráquea con los pulmones.

bronquitis - una inflamación de las membranas mucosas de los conductos bronquiales, causando una tos persistente que produce cantidades considerables de esputo (flema).

C

cáncer - proliferación anormal de las células que provoca un tumor maligno.

capilar - pequeño vaso arterial o venoso.

célula - elemento constitutivo de todo ser vivo, contiene núcleo, citoplasma y membrana.

citoplasma - parte fundamental de la célula que contiene el núcleo en su interior.

coagulación - factor indispensable para cesar una hemorragia que pone en juego toda una serie de reacciones en cadena a fin de detener los glóbulos rojos en una malla y transformar la sangre en coágulos.

compatibilidad sanguínea - característica de una transfusión sanguínea en que es posible mezclar la sangre de dos individuos, donante y receptor.

corticoesteroídes - un grupo de medicamentos antiinflamatorios similares a la hormona corticoesteroide natural producida por las glándulas adrenales.

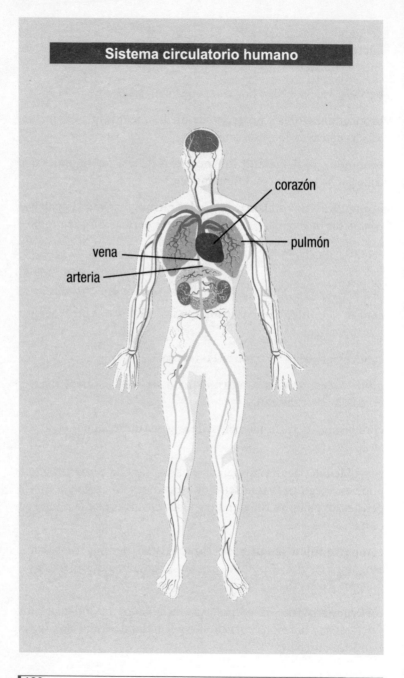

Sistema circulatorio humano

corazón

pulmón

vena

arteria

cromosoma - elemento que forma parte del núcleo que contiene los genes que determinan los caracteres hereditarios.

D

dermatitis por contacto - una erupción o una inflamación de la piel causada por el contacto con diversas sustancias.

E

eczema - inflamación de la piel, normalmente causando comezón y algunas veces acompañada por costras, resequedad de la piel o ampollas.

embolia - obstrucción parcial o total de un vaso provocada por un cuerpo extraño, generalmente un coágulo.

enfermedad celíaca (también llamada esprúe celiaco o enteropatía sensible por gluten.) - una sensibilidad al gluten, una proteína del trigo. Los individuos con esta enfermedad deben evitar los cereales que contengan gluten, entre los que se incluyen todas las formas de trigo, avenas, cebada y centeno.

enteropatía sensible por gluten (también llamada esprúe celiaco o enfermedad celiaca.) - una sensibilidad al gluten, una proteína del trigo. Las personas con esta enfermedad deben evitar los cereales que contienen gluten, los cuales incluyen todas las formas de trigo, avenas, cebada y centeno.

epinefrina - una de las dos sustancias químicas (la otra es la norepinefrina) liberada por la glándula adrenal que aumenta la velocidad y fuerza de los latidos del corazón, también llamada adrenalina.

esplenomegalia - aumento del tamaño del bazo.

exámenes de la piel (exámenes prick) - un examen para determinar si un paciente es alérgico a determinadas sustancias. Un médico coloca una gota de la sustancia que se va a analizar en el antebrazo o espalda del paciente y pincha la piel con una aguja, permitiendo que una pequeña cantidad entre en la piel.

Si el paciente es alérgico a la sustancia, un habón (roncha como la de una picadura de mosquito) se formará en el lugar donde se aplicó en aproximadamente 15 minutos.

F

ferropenia - déficit de hierro.

fiebre del heno – También llamada rinitis, o inflamación de la mucosa que protege la nariz, fundamentalmente de causa alérgica, interviniendo en su producción el polen.

G

gen - la molécula que forma parte de la estructura de los cromosomas y contiene los caracteres hereditarios.

grupos sanguíneos - hay cuatro: A, B, 0 y AB definidos por los antígenos presentes en los glóbulos rojos.

H

hematíes - glóbulos rojos. Célula constituyente de la sangre que transporta oxígeno y nutrientes gracias a un pigmento rojo, ferruginoso, que es la hemoglobina.

hematopoyesis - formación de las células de la sangre.

hemofilia - enfermedad hereditaria caracterizada por un retraso en la coagulación de la sangre que origina hemorragias más o menos abundantes.

hemólisis - destrucción de los hematíes.

hemorragia - pérdida importante de sangre.

histamina - una sustancia química presente en las células de todo el cuerpo que se libera durante una reacción alérgica y una de las sustancias responsables de las señales que indican la inflamación.

hormona - sustancia química producida en el cuerpo (por glándulas) que controla diversas funciones como la del crecimiento.

I

inflamación - enrojecimiento, hinchazón, calor y dolor en una determinada zona del cuerpo, debido a una lesión física o sustancia química, infección, o reacciones alérgicas en la nariz, pulmones y la piel.

injerto - transplante de un trozo de piel, un hueso o un órgano entero.

inmunoglobulina E (IgE) - una clase de anticuerpo formado para proteger el cuerpo de la infección, el cual se une a los mastocitos en el aparato respiratorio e intestinal y puede causar rinitis alérgica, asma o eczema.

inmunoglobulinas - anticuerpos o proteínas encontradas en la sangre y fluidos provenientes de los tejidos que son producidos por las células del sistema defensivo para unirse a las sustancias reconocidas como antígenos extraños en el cuerpo.
Las inmunoglobulinas a veces se unen a antígenos que no son necesariamente una amenaza para la salud y provocan una reacción alérgica.

inmunoterapia - tratamiento de la alergia para sustancias tales como pólenes, ácaros del polvo doméstico, hongos y veneno de insectos con aguijón implicando la administración gradual de dosis crecientes de la sustancia, o alérgeno, al que la persona es alérgica.

intolerancia a la lactosa - una intolerancia a los alimentos, no es una alergia. Una persona con intolerancia a la lactosa no tiene una enzima que es necesaria para digerir el azúcar de la leche, lo que causa síntomas tales como gases, pesadez de estómago y dolor abdominal.

intolerancia a los alimentos - una reacción adversa inducida por un alimento que no implica al sistema defensivo. La intolerancia a la lactosa es un ejemplo.

L

leucemia - tipo de cáncer de la sangre en el que existe un número anormalmente alto de glóbulos blancos.

leucocitos - glóbulos blancos. Elemento de la sangre que tiene un papel defensivo.

linfocito - parte del sistema linfático; glóbulos blancos que combaten las infecciones y las enfermedades.

linfoma - tumores de losa linfocitos.

M

mastocitos - células que fabrican y almacenan histaminas, encontradas en la mayoría de los tejidos del cuerpo, particularmente por debajo de las superficies epiteliales, cavidades serosas y alrededor de los vasos sanguíneos.
En una respuesta alérgica, un alérgeno estimula la liberación de anticuerpos, los cuales se unen a la superficie de los mastocitos.

medicamentos antihistamínicos - un grupo de medicamentos que bloquean los efectos de la histamina, una sustancia química liberada en los fluidos corporales durante una reacción alérgica.

medicamentos antiinflamatorios - medicamentos que reducen los síntomas y signos de la inflamación.

medidor del flujo máximo - un dispositivo utilizado para medir la máxima velocidad a la que una persona puede expulsar aire de los pulmones. Durante un ataque de asma u otra enfermedad respiratoria, las vías aéreas principales de los pulmones empiezan lentamente a estrecharse.
Esto disminuirá la cantidad de aire que deja los pulmones y puede medirse mediante un PFM. Esta medición es muy importante para evaluar lo bien o mal que se está controlando la enfermedad.

metástasis - propagación de una enfermedad en el cuerpo por la sangre o el sistema linfático.

mieloma - tumor de células plasmáticas.

mutación - modificación brusca de un gen o un cromosoma.

N

núcleo - parte central de la célula que contiene los cromosomas.

R

radioterapia - tratamiento a base de radiación.

RAST (Examen Radioalergosorbente, una marca comercial de Pharmacia Diagnostics) - un examen de laboratorio utilizado para detectar anticuerpos IgE frente a alérgenos específicos.
Un RAST requiere una muestra de sangre, que se envía a un laboratorio médico donde se analiza con alimentos específicos para determinar si el paciente tiene anticuerpos IgE frente a ese alimento concreto.

rinitis - una inflamación de la membrana mucosa que reviste la nariz, a menudo causada por la alergia al polen, al polvo u otras sustancias presentes en el aire, que causan respiración dificultosa, comezón, moqueo y congestión nasal.

ronchas – lesiones que aparecen en la piel debido a una reacción alérgica, sobre todo se ve en la urticaria.

S

senos (senos paranasales) - cavidades de aire dentro de los huesos de la cara, revestidos por membranas mucosas similares a las de otras partes de las vías respiratorias.

sinusitis - inflamación de las membranas que revisten los senos de la cara, a menudo causados por una infección viral o bacteriana, o por una reacción alérgica.

sistema digestivo - el grupo de órganos que descomponen los alimentos en componentes químicos que el cuerpo puede absorber y utilizar para obtener energía, y para construir y reparar las células y los tejidos.sistema inmunológico - un conjunto de células y proteínas que trabajan para proteger el cuerpo frente a microbios, potencialmente dañinos, tales como las bacterias, los virus y los hongos.

sistema respiratorio - el grupo de órganos responsables de llevar el oxígeno del aire hasta el torrente sanguíneo y de expulsar el dióxido de carbono.

T

transfusión - paso de sangre de un individuo a otro.

trombosis - bloqueo de un vaso sanguíneo por un coágulo.

tumor - bulto o masa causado por el crecimiento anormal de un tejido.

U

urticaria - una enfermedad de la piel, comúnmente conocida como ronchas, caracterizada por el desarrollo de bultitos protuberantes blancos rodeados por un borde y que producen comezón.

V

vacuna - preparación que contiene gérmenes debilitados vivos o muertos para estimular la producción de anticuerpos.

virus - organismo microscópico causante de enfermedades.

vitaminas - sustancias que el cuerpo necesita en pequeñas cantidades para mantenerse con salud.

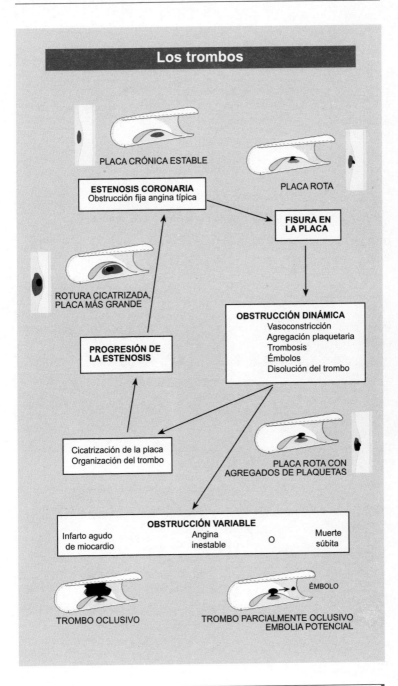

Los trombos

PLACA CRÓNICA ESTABLE

PLACA ROTA

ESTENOSIS CORONARIA
Obstrucción fija angina típica

FISURA EN LA PLACA

ROTURA CICATRIZADA, PLACA MÁS GRANDE

OBSTRUCCIÓN DINÁMICA
Vasoconstricción
Agregación plaquetaria
Trombosis
Émbolos
Disolución del trombo

PROGRESIÓN DE LA ESTENOSIS

Cicatrización de la placa
Organización del trombo

PLACA ROTA CON AGREGADOS DE PLAQUETAS

OBSTRUCCIÓN VARIABLE

| Infarto agudo de miocardio | Angina inestable | O | Muerte súbita |

TROMBO OCLUSIVO

ÉMBOLO

TROMBO PARCIALMENTE OCLUSIVO
EMBOLIA POTENCIAL

CUESTIONARIO

1

La sangre sirve para el transporte de oxígeno, nutrientes, hormonas y productos de desecho.

Verdadero ❑ **Falso** ❑

2

La hematopoyesis es el proceso de formación de las células sanguíneas.

Verdadero ❑ **Falso** ❑

3.

Los capilares son de mayor tamaño que las arterias.

Verdadero ❑ **Falso** ❑

4

La anemia por déficit de hierro es macrocítica.

Verdadero ❑ **Falso** ❑

5

Aplasia es la falta de las tres series celulares de la sangre.

Verdadero ❑ **Falso** ❑

6

La anemia ferropénica se produce por déficit de hierro.

Verdadero ❑ **Falso** ❑

7

La anemia megloblástica se debe a déficit de vitamina B_{12} o ácido fólico.

Verdadero ❑ **Falso** ❑

8

La hemólisis es la formación de hematíes.

Verdadero ❑ **Falso** ❑

9

Los síndromes mielodisplásicos se deben a la alteración de la célula madre de la serie blanca.

Verdadero ❑ **Falso** ❑

10

Los síndromes mieloproliferativos crónicos se deben a la proliferación de la célula madre pluripotencial.

Verdadero ❑ **Falso** ❑

11

Las leucemias son tumores malignos de los linfocitos.

Verdadero ❑ **Falso** ❑

12

Los linfomas Hodgkin son más frecuentes que los no-Hodgkin.

Verdadero ❑ **Falso** ❑

13

En el mieloma múltiple son frecuentes las lesiones óseas dolorosas.

Verdadero ❑ **Falso** ❑

14

En el trasplante de médula alogénico, donante y receptor son genéticamente diferentes.

Verdadero ❑ **Falso** ❑

15

Un individuo con grupo AA puede resultar de la unión de padres 00 y BO.

Verdadero ❑ **Falso** ❑

16

Las transfusiones pueden provocar sensibilización a alguno de los componentes de la sangre.

Verdadero ❑ **Falso** ❑

17

La hemofilia es una alteración adquirida (no congénita) de la coagulación.

Verdadero ❏ **Falso** ❏

18

La aspirina es un anticoagulante.

Verdadero ❏ **Falso** ❏

19

Los inmunodeprimidos tienen más riesgo de infecciones.

Verdadero ❏ **Falso** ❏

20

La quimioterapia produce toxicidad a nivel de la médula ósea.

Verdadero ❏ **Falso** ❏

21

La mononucleosis infecciosa está producida por el virus VIH.

Verdadero ❏ **Falso** ❏

22

El bazo participa en la hematopoyesis.

Verdadero ❏ **Falso** ❏

23

En las inmunodeficiencias la respuesta inmune del individuo es normal.

Verdadero ❑ **Falso** ❑

RESPUESTAS

1.- Verdadero	13.- Verdadero
2.- Verdadero	14.- Verdadero
3.- Falso	15.- Falso
4.- Falso	16.- Verdadero
5.- Verdadero	17.- Falso
6.- Verdadero	18.- Falso
7.- Verdadero	19.- Verdadero
8.- Falso	20.- Verdadero
9.- Verdadero	21.- Falso
10.- Verdadero	22.- Verdadero
11.- Falso	23.- Falso
12.- Falso	

Colección "Médico en casa"

La colección perfecta para solventar todas las dudas que siempre había tenido sobre distintas enfermedades empleando un lenguaje sencillo que huye de tecnicismos para facilitar la comprensión de la terminología por parte del lector.

1.- Alimentación sana
Dr. Pedro Gargantilla Madera

En *Alimentación sana* encontrará todo lo que necesita saber acerca de los alimentos y sus aportes nutritivos, descubriendo lo relacionado con la mitología que envuelve a nuestra alimentación. Se ha tratado de arrojar, en la medida de lo posible, luz a algunos "proscritos" en nuestra dieta para que el lector sepa lo que realmente beneficia a su organismo.

2.- Depresión
Dra. Clara Ochoa Ruiz

La depresión es, sin lugar a dudas, una de las enfermedades más comunes y que afecta a un elevado número de personas hoy en día. En este libro se pretenden solventar algunas dudas con respecto a esta enfermedad, así como presentar unas indicaciones de cómo tratar al enfermo que la padece con el fin de lograr su curación.

3.- Dolor de cabeza
Dr. Miguel López Vizcayno

En este libro el lector encontrará solución a sus dudas acerca de las cefaleas o dolores de cabeza, desde su definición, hasta los distintos tipos que existen dependiendo de sus causas, sin olvidarnos de los tratamientos que se pueden aplicar a los enfermos que padecen dicha dolencia.

4.- El cáncer
Dr. Gregorio Jesús Palacios García-Cervigón

El cáncer es una enfermedad que afecta a un elevado número de personas cada año. Conocer sus variantes, el modo de enfrentarse a la enfermedad, de superarla en muchos casos o de sobrellevarla en otros, es la temática de este libro, que proporcionará sin duda una ayuda inestimable a todo aquél que se enfrente a esta enfermedad.

5.- Embarazo y parto
Dra. Berta María Martín Cabrejas

Embarazo y parto aborda temas tales como la preparación de la mujer antes de su embarazo, las pruebas que se deben realizar a lo largo del mismo, cómo se transforma el cuerpo de la mujer para acoger una nueva vida en su interior, etc. con la finalidad de que el lector descubra más en profundidad esta etapa única en la vida de la mujer.

6.- Úlcera y otras enfermedades del aparato digestivo
Dra. Paloma Merino Amador

En este libro, hemos analizado las diferentes enfermedades que pueden aparecer en cada uno de los órganos del aparato digestivo con el fin de que el paciente que las padece las entienda y sepa las medidas que puede adoptar para mejorarlas y para poder lograr su curación, siempre contando con la supervisión del doctor.

7.- Insomnio
Ana Belén Gargantilla Madera

Este libro tiene como objetivo servir de guía sobre los trastornos del sueño, explicando de manera sencilla el patrón de un sueño normal a cualquier persona interesada en su tiempo de descanso nocturno. El insomnio es el trastorno más común hoy en día, por lo que se merece una especial atención. Descubriremos a través de estas páginas las causas que lo producen y las consecuencias que origina una falta de sueño.

8.- Enfermedades del viajero
Dra. Paloma Merino Amador

En la actualidad, el ser humano se desplaza cada vez más, lo que le ocasiona también estar expuesto a mayor número de enfermedades. En este libro pretendemos acercar al lector todos esos "peligros" a los que puede hacer frente al disfrutar de un viaje, explicando las causas, síntomas y tratamiento.

9.- Las alergias
Dra. Nieves López Barrera

Un alto porcentaje de la población padece o ha padecido en alguna ocasión alergia debido a distintas causas, como por ejemplo, un alimento o una planta, la exposición a un medio determinado, etc. Este libro le acerca más a esta dolencia, a los conceptos clave que le aclararán muchas de sus dudas, y a los distintos tratamientos dependiendo de la variedad a la que se enfrente.

10.- Entienda a su médico
Dr. Benjamín Herreros Ruiz Valdepeñas

Entienda a su médico es una guía para ayudar a comprender a los usuarios de la sanidad las pruebas diagnósticas que se realizan con mayor frecuencia para detectar las enfermedades más comunes. Además de describir el proceso de la prueba, se explicará su preparación y las posibles complicaciones o efectos adversos que pueden provocar.

11.- Anticonceptivos, inseminación e infertilidad
Dra. Berta María Martín Cabrejas

En este libro pretendemos acercar al lector a las dos facetas más importantes de la reproducción: los anticonceptivos como medida para determinar y planificar la misma, y la inseminación, siendo ésta la solución para que las parejas que por uno u otro motivo no puedan tener hijos empleando métodos naturales, alcancen tan ansiado fin.

12.- La demencia
Andrés Pérez Melero

La demencia intenta responder a las cuestiones que con más frecuencia se suscitan en el público general, ofreciendo de manera especial pautas concretas a los familiares y cuidadores para la atención de las personas que sufren algún tipo de estas enfermedades cuando se encuentran todavía en el domicilio familiar.

13.- Enfermedades del corazón
Dr. Gregorio Jesús Palacios García-Cervigón

El corazón, ese músculo que trabaja infatigable desde nuestro nacimiento, se ve afectado por nuestro modo de vida, por nuestra alimentación, etc. Protegerlo, conocerlo, y en caso necesario, cuidarlo tras una enfermedad será más fácil con la información que le presentamos en este libro.

14.- La sangre y sus enfermedades
Dra. Laura de Matías

¿Qué es la sangre? ¿Cómo se forma? ¿A qué se deben las anemias y cuáles son los distintos tipos? A estas y a otras muchas preguntas se dan respuesta en este libro que analiza en profundidad la sangre y sus enfermedades más importantes, además de aclarar las posibles dudas que pueda tener cualquier lector.

15.- Guía de primeros auxilios
Dr. Benjamín Herreros Ruiz Valdepeñas

En la *Guía de primeros auxilios* se exponen de forma amena las principales situaciones que precisan ayuda urgente y la mejor manera de realizar esta ayuda eficazmente, desde la picadura de un insecto al atragantamiento de un niño, todo ello explicado de una manera clara y precisa.

16.- Diabetes mellitus
Dra. Ana Garzarán Teijeiro

La diabetes es una dolencia muy común en nuestros días. Pero a pesar de esto, existe un gran desconocimiento sobre el tema. Con este libro pretendemos solventar las dudas más importantes que pueda tener el lector, desde los distintos tipos de diabetes que existen y su tratamiento, hasta las complicaciones que pueden surgir en la evolución del enfermo de diabetes.

17.- Enfermedades de la piel
Dr. Pedro Gargantilla

La piel es el mayor "órgano" de nuestro cuerpo. En este libro encontrará la respuesta a cualquier duda que se le pueda plantear en relación con las enfermedades cutáneas más frecuentes, su tratamiento y posibilidades de curación, todo ello explicado empleando una terminología que facilite la comprensión del lector.

18.- El recién nacido
Dra. Mª Salomé Albi Rodríguez

Este libro sobre el recién nacido y los primeros años de vida, pretende aclarar todas aquellas y problemas que van surgiendo en su crecimiento: cómo es el desarrollo normal, por qué aparece una enfermedad, qué síntomas pueden verse, cuando vaya al médico qué pruebas diagnósticas pueden hacerse, qué posible tratamiento hay... En definitiva, ayudarnos a conocer más a nuestros hijos y su salud, para saber la importancia de cada cosa y poder disfrutar de esos primeros años tan importantes.

19.- Enfermedades de los niños
Dra. Mª Salomé Albi Rodríguez

En *Enfermedades de los niños* presentamos las dolencias más importantes que pueden afectar a los más pequeños, desde las relacionadas con su alimentación o de carácter digestivo, pasando por las respiratorias o neurológicas, sin olvidarnos de las causadas por accidentes de distinta índole, desde un punto de vista informativo para que pueda ayudar a los padres a hacer frente a estas situaciones.

20.- Enfermedades reumatológicas y musculoesqueléticas
Dra. Eva Fernández Alonso

¿Sabía usted que el reuma no es una enfermedad sino muchas? ¿Sabe cuándo debe acudir a un reumatólogo y cuándo a un traumatólogo? ¿El frío causa reuma? Todos nos hemos hecho esta serie de preguntas muchas veces. El objetivo de este libro es intentar darles respuestas de la manera más fácil y comprensible, de forma que al terminar de leerlo usted sepa lo que es el reuma.

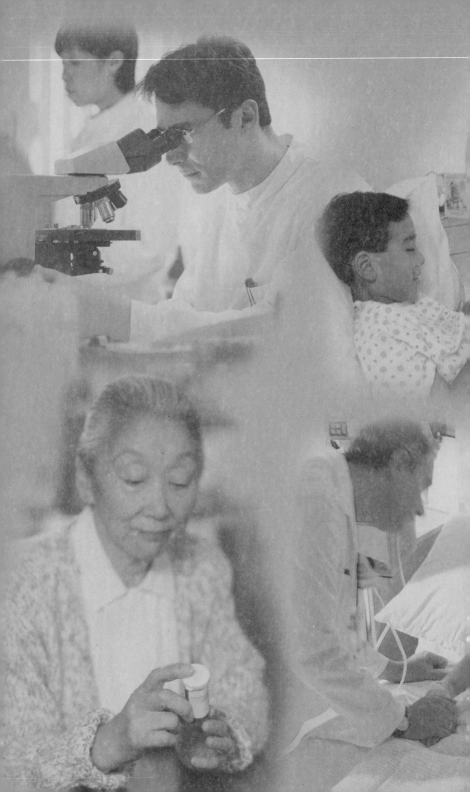